Dr. med. Richard Wagner

ISCADOR® M/QU spezial

Beiträge zur Krebstherapie V

Dr. med. Richard Wagner

Iscador® M / QU spezial

Erfahrungen und Ergebnisse

Verlag Urachhaus

Meinem verstorbenen Schwiegervater
Dr. med. Siegfried Dreher, Mannheim
gewidmet

ISBN 3-8251-7345-3

Erschienen 2001 im Verlag Urachhaus

Druck: Offizin Chr. Scheufele, Stuttgart

Inhaltsverzeichnis

Allgemeines Vorwort zur Reihe

Obwohl seit Jahrzehnten über die Ursachen der Krebskrankheit und die mögliche Therapie geforscht und gelehrt wird, sind die Erfolge der heutigen modernen Onkologie nur für wenige Krebsarten durchschlagend.

Dazu gehören zum Beispiel bestimmte Formen der kindlichen Leukämien, das Hodenkarzinom, bestimmte Unterformen des Mammakarzinoms und des Lungenkarzinoms sowie der Morbus Hodgkin und das Ovarialkarzinom. Neuere Untersuchungen zeigen jedoch für das Mammakarzinom, dass von einer Chemotherapie wohl nur wenige Patientinnen profitieren im Sinne einer Heilung. Wahrscheinlich wird nur das Intervall zwischen Operation und dem Auftreten von Metastasen verlängert, nicht jedoch die Gesamtüberlebenszeit.

Bei vielen Krebsformen hat man jedoch den Eindruck, dass weder durch Operation noch durch die nachfolgenden Therapien wie Bestrahlung oder Chemotherapie die Überlebenszeit des Patienten wesentlich verlängert werden kann.

Die Überlebenszeit des Patienten bei einer menschenwürdigen Lebensqualität ist nach meiner Auffassung jedoch der einzige Parameter, an dem eine Therapie zu messen ist. Es ist weniger wichtig, ob der Patient eine Reduktion seiner Tumormanifestationen erlebt, wenn diese nicht unmittelbar mit einer Verlängerung der Überlebenszeit verbunden ist.

Wir haben heute Hinweise dafür, dass auch die Chemotherapie bei den epithelialen Tumoren nur in wenigen Fällen einen therapeutischen Effekt hat und die Überlebenszeit des Patienten eben gerade nicht verlängert wird.

Zugenommen haben die Schrecken der modernen Medizin in Form von Nebenwirkungen, sodass sehr viele Patienten ihre onkologische primäre oder sekundäre Therapie verlassen und sich alternativen Behandlungsmethoden zuwenden.

Das Feld der alternativen Behandlungsmethoden ist heute kaum noch überschaubar und reicht von Thymusextrakten, Spurenelementen, verschiedenen Diätformen, Ozontherapie bis hin zu Mistelextrakten.

Dem Verlag und mir als Autor und Herausgeber dieser Reihe ist es wichtig, zu verdeutlichen, welchen Beitrag die anthroposophisch erweiterte Medizin und damit die Misteltherapie, die aus dieser Medizin hervorgegangen ist, in der heutigen onkologischen Therapie zu leisten vermag.

Ganz klar zu sagen ist, dass es sich hier nicht um eine onkologische Alternativtherapie handelt, sondern dass die anthroposophisch erweiterte Medizin nur dann eine Erweiterung sein kann, wenn sie die naturwissenschaftlich orientierte Medizin mit einschließt, aber aus einem erweiterten Menschenbild andere Therapieformen und andere Medikamente zusätzlich oder als alleinige Therapie einsetzt.

Was verstehen wir nun unter anthroposophisch orientierter Medizin?

Hierzu möchten wir auf die folgende Definition zurückgreifen:*

Anthroposophische Medizin

Die anthroposophische Medizin ist die geisteswissenschaftliche Erweiterung der naturwissenschaftlichen Medizin.

Sie stützt sich bei der Beurteilung von Gesundheit, Krankheit und Heilung auf die physischen Gesetzmäßigkeiten, die von den Naturwissenschaften erfasst werden, und berücksich-

* »Anthroposophische Medizin«: Gesellschaft anthroposophischer Ärzte in Deutschland, Roggenstraße 82, 70794 Filderstadt

tigt gleichwertig die Gesetzmäßigkeiten von Leben, Seele und Geist in ihren gegenseitigen Abhängigkeiten. Physischer Leib, Lebensorganisation, seelische Empfindungsorganisation und geistige Ich-Organisation sind gemäß der anthroposophischen Menschenkunde die vier Wesensglieder des Menschen.

Wesensglieder des Menschen

Physischer Leib	–	unbelebt, stofflich, »mineralisch«
Ätherleib (Bildekräfteleib)	–	Grundlage der Lebensorganisation, »pflanzlich«
Astralleib (Seele)	–	Grundlage der Empfindungsorganisation und des Gefühlslebens, »tierisch«
Ich-Organisation	–	Grundlage des individuell Geistigen, »menschlich«

Den mit den Sinnen direkt wahrnehmbaren physischen Leib haben Mensch, Tier und Pflanze in Bezug auf Stoffe und Gesetze mit der leblosen mineralischen Welt gemeinsam.

Der wesentliche Schritt von der Anorganik des Mineralischen zur Organik aller lebenden Organismen ist das Ergebnis der Wirksamkeit der Lebensorganisation (Ätherleib), die eine Gestaltbildung durch Stoffwechsel, Wachstum, Regeneration und Fortpflanzung möglich werden lässt.

Die Empfindungsorganisation (Astralleib) als Träger von Trieben, Instinkten und gefühlshafter Innerlichkeit, die auch Eigenbewegung möglich werden lässt, haben Mensch und Tier gemeinsam.

Des Menschen Selbstbewusstsein und Selbstbeherrschung, die Möglichkeit, sich als Individualität zu begreifen, die der Welt erkennend und verantwortlich handelnd gegenübersteht, ist in seinem geistigen Wesenskern, dem Ich, begründet. Dieses ist die eigentlich menschliche, weil geistige, Dimension, aus der heraus der Mensch Kultur schafft und lernend seine Biografie durchläuft.

Die genannte Vierheit bewirkt eine differenzierte funktionelle Gliederung des Menschen und die Grundgesetzlichkeit seines Wesens. Der physische Leib ist durch die natürlichen Sinnesorgane wahrnehmbar, die drei anderen Wesensglieder nicht. Sie können zunächst nur mittelbar an ihren Wirkungen im Bereich der sinnlichen Phänomene erkannt werden.

Das Zusammenwirken der Wesensglieder in der menschlichen Leiblichkeit bewirkt eine morphologisch-funktionelle Dreiheit von

- Nerven-Sinnes-System mit seinem Zentrum in der Schädelhöhle, aber funktionell in den ganzen Körper hineinwirkend,
- rhythmischem System mit seinem funktionellen Zentrum in der Brusthöhle sowie dem
- Stoffwechsel-Gliedmaßen-System, das funktionell alle Stoffwechselvorgänge und willkürlichen Bewegungsabläufe zusammenfasst und sein Zentrum in den Stoffwechselorganen der Bauchhöhle und den Gliedmaßen hat.

Dieser leiblichen Dreigliederung entspricht eine seelische Dreigliederung des Menschen:

Nerven-Sinnes-System	– Träger des Denkens
Rhythmisches System	– Träger des Fühlens
Stoffwechsel- Gliedmaßen-System	– Träger des Wollens

Diese dreigliedrige Ordnung wirkt sich im gesamten Organismus in Organsystemen, Organen, Geweben und Zellen sowohl morphologisch als auch funktionell aus und erfährt in jedem Lebensalter eine entsprechende Modifikation. Zwischen den beiden gegensätzlichen Polen Nerven-Sinnes-System und Stoffwechsel-Gliedmaßen-Systern vermittelt das rhythmische System und schafft Gesundheit im Sinne einer labilen, stets neu zu schaffenden Gleichgewichtslage, die einem harmonischen Zusammenwirken der Wesensglieder entspricht. Die Entgleisungen aus der gesunden Mittellage ergeben die vielfältigen Krankheitserscheinungen.

Diese Auffassung einer leiblich-seelischen Funktionsordnung, welche den ganzen Menschen als beseelt erkennt, ermöglicht eine umfassende Sicht auf physiologische, pathologische und therapeutische Probleme. Das Therapieziel ergibt sich aus der Aufgabe, den notwendigen Ausgleich der ungleichgewichtigen Kräftesituation wiederherzustellen.

Methoden

Die anthroposophische Medizin benützt naturwissenschaftliche und geisteswissenschaftliche Methoden. Die anthroposophischen Ärzte haben sich überzeugt, dass dafür neben einer konventionellen naturwissenschaftlichen Ausbildung eine auf Goethe zurückgehende goetheanistische Methodik zur Erfassung der Lebensprozesse und darüber hinaus eine meditative Fortbildung der Erkenntnisfähigkeit notwendig sind; diese hat Rudolf Steiner (1861–1925), der Begründer der Anthroposophie, als imaginative, inspirative und intuitive Erkenntnisschritte beschrieben. Die geisteswissenschaftlichen Forschungsergebnisse Steiners werden als Ausgangspunkt für vielfältige heutige Studien und Forschungsaufgaben der anthroposophischen Medizin angesehen. Die Erfahrungen der Naturheilweisen, Physiotherapie, Phytotherapie, Homöopathie, Psychotherapie und künstlerischer Therapien finden gemäß dem anthroposophischen Menschenbild dabei eine rationale Begründung. Zum Krankheitsverständnis und zur Heilmittelfindung ist eine Forschung erforderlich, die sich auf die oben angegebenen Methoden stützt. Für die Überleitung von der Pathologie zur Therapie ist dabei stets die Frage zu klären, wie die oben beschriebenen Organisationssysteme und Wesensglieder bei einem kranken Menschen ineinandergreifen und mit welchem Heilmittel aus den drei Naturreichen oder durch welche vom Menschen selbst ausgeübte Tätigkeit eine Heilung des Patienten erzielt werden kann. Die Kenntnis von der Wesensverwandtschaft des Menschen mit den Naturreichen einerseits und mit den von ihm selbst ausgeübten Tätigkeiten andererseits ist dafür die notwendige Grundlage.

Für das Krankheitsverständnis der anthroposophischen Medizin ist es wesentlich, dass die leiblichen Veränderungen als Ausdruck der Seele und des Geistes verstanden werden, die sich in ihren Wechselbeziehungen durch Krankheit ebenso offenbaren können wie in den gesunden Äußerungen des Lebens und der Seele. Die psychiatrischen Krankheiten werden in einer differenzierten Entsprechung der oben genannten Leib-Seele-Beziehung auch in ihrem leiblichen Zusammenhang gesehen und behandelt. Unter diesen Aspekten werden auch die therapeutischen Maßnahmen innerhalb der anthroposophischen Medizin getroffen.

Dabei sind besondere Heilverfahren entstanden, wie

a) Heilmittel nach speziellen pharmazeutischen Herstellungsverfahren, wie sie auch im HAB festgelegt sind, oder für die Metalltherapie die Aufschließung der Substanzen durch Pflanzen (vegetabilisierte Metalle) oder die Anwendung rhythmischer wie auch anderer Prozesse bei der Herstellung besonderer Heilpflanzenzubereitungen, deren bekanntestes Beispiel die Herstellung von Mistelpräparaten zur Therapie von Tumorerkrankungen ist.
b) Verfahren für äußere Anwendungen, wie zum Beispiel Metallsalben, rhythmische Einreibungen und Massagen oder Öldispersionsbäder.
c) Heileurythmie als eine von Rudolf Steiner begründete Bewegungstherapie sowie die künstlerischen Therapien: Plas-

tisch-therapeutisches Gestalten, Maltherapie, Musiktherapie und Sprachgestaltung als Therapie. Sie alle beziehen den Patienten zu einer aktiven, engagiert übenden Mitwirkung in seinen Gesundungsprozess mit ein.

d) Eine auf dem anthroposophischen Menschenbild und Krankheitsverständnis begründete Psychotherapie, die sich an der geisteswissenschaftlichen Biografik und an der sich aus dem Leib zum Geistigen hin bewegenden seelischen Entwicklung orientiert.

Krankheitsverständnis und Heilmittelerkenntnis nach der anthroposophisch-medizinischen Methode sind in den Grundzügen dargestellt in dem Buch, das Rudolf Steiner in Zusammenarbeit mit Dr. med. Ita Wegman geschrieben hat: »Grundlegendes für eine Erweiterung der Heilkunst nach geisteswissenschaftlichen Erkenntnissen« (1925, 6. Auflage, Dornach 1984).

Aus dem Vorhergesagten geht hervor, dass es sich bei der anthroposophisch erweiterten Medizin nicht nur um die Misteltherapie handeln kann, sondern dass aus dem erweiterten Menschenbild und Menschenverständnis auch andere Therapieformen, wie zum Beispiel die künstlerische Therapie, hinzukommen müssen, damit von einer anthroposophisch erweiterten Tumortherapie gesprochen werden kann.

Nur durch die Behandlung des ganzen Menschen als Einheit von Leib, Seele und Geist kann eine Gesundung auch bei einem tumorkranken Patienten erfolgen.

Richard Wagner

Vorwort zu Band V

Nach achtzig Jahren klinischer und praktischer Misteltherapie gibt es eine Vielzahl von Untersuchungen und Darstellungen über die Inhaltsstoffe und die Wirkungsweise der Misteltherapie. Es sei deshalb in diesem Band nur auf die weiterführende Literatur, zum Beispiel im Literaturverzeichnis, hingewiesen. Es soll jedoch nicht noch einmal diese Vielzahl von Untersuchungen aufgezählt und bewertet werden.

Obwohl für die Erforschung der Krebstherapie mehr Geld ausgegeben wurde als für die amerikanische Mondfahrt, ist es bis heute nicht gelungen, für viele Krebsarten eine Therapie zu finden, die dem Patienten langfristig hilft, ihn womöglich seine Krankheit überwinden lässt.

Es gibt hervorragende Erfolge der Chemotherapie, antihormonellen Therapie und der Bestrahlungstherapie bei einzelnen Karzinomarten, wir müssen heute jedoch feststellen, dass trotz all dieser Erfolge wir damit rechnen, dass im Jahr 2010 Krebs die Todesursache Nummer 1 sein wird und damit die Herz-Kreislauf-Erkrankungen überholen wird.

Jährlich erkranken in Deutschland rund 340.000 Patienten neu an Krebs, bei diesen haben wir schon bei 45% nur einen palliativen Ansatz, das heißt, dass wir die Krebskrankheit nicht mehr besiegen können, sondern nur versuchen, die Lebenszeit des Patienten bei möglichst erträglicher Lebensqualität zu verlängern. Es sind dies all die Patienten, bei denen schon primär bei der Operation befallene Lymphknoten aufgetreten sind oder Fernmetastasen festgestellt wurden.

Bei 55% dieser 340.000 krebskranken Patienten rechnen wir mit einer dauerhaften Heilung, müssen jedoch im Verlaufe der Therapie feststellen, dass bei mindestens 15% diese ursprüngliche Einschätzung nicht aufrecht zu halten ist, da doch eine Metastasierung oder eine Progredienz des Leidens eintritt.

So resultieren letztlich 60% aller Patienten, die neu an Krebs erkranken, in einem Stadium, in dem die Medizin ihnen nur Hilfe zum längeren Überleben, jedoch nicht zum Überwinden der Krankheit geben kann.

In dieser Situation ist es gerechtfertigt, andere Wege in der Krebsmedizin zu gehen.

Seit Rudolf Steiner, der Begründer der Anthroposophie, um 1917 die Mistel in die Krebstherapie eingeführt hat, sind eine Vielzahl von Verbesserungen der Misteltherapie durchgeführt worden, die heute zu recht eindrucksvollen Ergebnissen führen.

So wissen wir heute, dass die Misteltherapie mindestens über drei Wirkmechanismen verfügt. Zum Ersten zeigen eindrucksvolle Ergebnisse, dass viele Fraktionen des Immunsystems durch die Mistel stimuliert werden. Anhand neuerer Untersuchungen kann man zeigen, dass es sich hier nicht nur um eine reine Stimulation zum Beispiel der Immunbotenstoffe handelt, sondern dass eine richtige Modulation stattfindet, wie sie in einem Organismus, in dem dynamisches Gleichgewicht herrscht, auch notwendig ist. Dies ist auch die Antwort auf die Gegner der Misteltherapie, die in letzter Zeit postulieren, dass eine Misteltherapie durch ihren stimulativen Effekt auf Immunbotenstoffe auch gefährlich sein könnte. Wir werden im Weiteren sehen, dass dies vollständig widerlegt werden kann.

Zum Zweiten kann die Mistel zytotoxisch, also krebszellhemmend wirken. Auch hier gibt es in der Zwischenzeit eindrucksvolle Beispiele, wie durch subkutane Anwendung, Mistelinfusion oder aber auch durch direkte intratumorale Applikation des Präparates ein nachgewiesener zytotoxischer und zytostatischer Effekt der Mistel eingetreten ist, der zum Beispiel zum völligen Verschwinden des Tumors bzw. zum Rückgang von radiologisch nachgewiesenen Metastasen geführt hat. Auch hierfür werden wir Beispiele zeigen.

Der dritte Wirkmechanismus der Mistel besteht in einer nachgewiesenen DNA-Stabilisierung. Diesem Punkt kommt immer mehr Bedeutung zu, da wir heute wissen, dass eine Vielzahl unserer antineoplastischen Substanzen, wie die Zytostatika, jedoch auch die Bestrahlungstherapie, selber wiederum krebsauslösend wirken. Es häufen sich die Fälle, dass zum Beispiel junge Patientinnen mit einem Morbus Hodgkin oder einem Non-Hodgkin-Lymphom in 15 bis 15% der Fälle nach 10 bis 12 Jahren zum Beispiel an einem Mammakarzinom erkranken können.

Die Erfolge der Chemotherapie, die eklatant sind, zum Beispiel bei dem Krankheitsbild des Morbus Hodgkin, können also bei einer solchen Patientin, die erfolgreich ihre erste Krebskrankheit überlebt hat, ein Zweitkarzinom auslösen.

Es muss daher ein großer Benefit der Mistel sein, hier eine DNA-Stabilisierung zu bewirken, um die Chancen der Patienten bezüglich des Zweitkarzinoms zu verbessern. Auch hierfür werden wir Beispiele geben.

Seit über 20 Jahren beschäftige ich mich mit der Krebstherapie. In einer Gemeinschaftspraxis mit meiner Frau, Dr. Elisabeth Wagner, betreuen wir in jedem Quartal bis zu 600 Krebspatienten von der ambulanten Chemotherapie bis hin zur Mistelinfusion und zu Visualisierungsübungen (z.B. nach Simonton).

Im Sinne der anthroposophisch erweiterten Medizin sind wir der Meinung, dass eine umfassende Krebstherapie die Therapie von Leib, Seele und Geist mit einschließt. Das Stehenbleiben allein beim physischen Leib, das heißt die alleinige Chemotherapie und stadienabhängige weitere Krebstherapie, die nur auf den physischen Leib schaut, ist mit Sicherheit nicht ausreichend und stellt nur einen kleinen Teil der Therapie und aber auch der Arbeit dar, die vor einem Krebspatienten liegt.

Wir sind der Meinung, dass die Überwindung der Krebskrankheit eine mehrstufige Therapie nach sich ziehen muss.

Folgende sieben Stufen wenden wir therapeutisch bei unseren Patienten an:

1) stadienabhängige Operation, Chemotherapie, antihormonelle Therapie und Bestrahlung
2) qualifizierte Misteltherapie
3) Arbeit an der Biografie des Patienten
4) Prüfung der Ernährungssituation
5) Einsatz der künstlerischen Therapie wie Heileurythmie, Musiktherapie, Maltherapie und therapeutisches Plastizieren
6) Hilfestellung zur Erlangung einer besseren Selbstregulation nach Professor Grossarth-Maticek
7) Meditation und Visualisierungsübungen (z.B. nach Simonton).

Es wird einem weiteren Band dieser Reihe vorbehalten bleiben, diese sieben Stufen zur Heilung weiter darzulegen.

Es ist erstaunlich, wie viele Krebspatienten nach Durchführung ihrer schulmedizinischen Therapie doch das Gefühl haben, dass zur Überwindung der Krebskrankheit diese Therapie allein nicht ausreichend gewesen ist. Diesen suchenden Patienten muss ein Konzept an die Hand gegeben werden, das ihnen auch eigene Möglichkeiten aufzeigt, zur Therapie beizutragen und nicht nur von Medikamenten und damit von Ärzten abhängig zu sein.

Wichtig ist aber auch, bei der Krebstherapie zu berücksichtigen, dass auch eine alleinige Misteltherapie, mit all ihren nachgewiesenen Wirkungen und Vorteilen, zur Therapie der Krebskrankheit nicht ausreicht, wenn nicht eine Eigenleistung des Patienten zur Überprüfung der ganz individuellen Risikofaktoren und zur individuellen Zusatztherapie durchgeführt wird.

Die Entdeckung der Lektine als Inhaltsstoffe der Mistel war zunächst eine große Überraschung. Mistellektine sind in der Lage, Immunzellen zu stimulieren und Krebszellen zu hemmen. Diese beiden Funktionen gab es bisher in keiner anderen bekannten Substanz. Zum einen waren zytostatische und zytotoxische Medikamente bekannt, zum anderen immunstimulierende Substanzen, wie zum Beispiel die Interferone. Die Kombination beider Wirkprinzipien in einer Substanz war etwas völlig Neues.

Viele Forscher haben geglaubt, auf diese Weise den Wirkmechanismus der Misteltherapie entschlüsselt zu haben, und versuchten in den letzten zehn Jahren, sämtliche Wirkungen der Misteltherapie auf die Mistellektine zu reduzieren.

Dies führte zur Entwicklung neuer Mistelpräparate, die aus dem großen Strauß der verschiedenen Substanzen der Mistel nur das Mistellektin I herausnahmen und nachzuweisen versuchten, dass die Tumorwirksamkeit hierdurch gegeben sei.

Verführerisch war an diesem Gedanken, dass eine auf Mistellektin I standardisierte Therapie zum einen auch einfacher durchzuführen und zum anderen besser überprüfbar wäre. Es wurde sogar geäußert, dass nur durch die Standardisierung es möglich wäre, klinische Studien durchzuführen.

Auf der anderen Seite ist aber auch allen Forschern bekannt, dass zum Beispiel das Präparat ISCADOR® P, aus der Kiefernmistel gewonnen, sehr wenig Lektine enthält, im klinischen Bereich jedoch große Erfolge sowohl in zytostatischer als auch immunstimulierender Hinsicht hat. Eine alleinige Wirkung der Mistellektine kann also die verschiedenen Qualitäten der Misteltherapie nicht erklären.

Der Verein für Krebsforschung Arlesheim, in dessen Labor Hiscia das Präparat ISCADOR® hergestellt wird und über die Weleda in vielen Ländern vertrieben wird, hatte sich trotzdem entschlossen, zwei Präparate herzustellen, die einen konstanten Lektingehalt haben, aber die anderen Mistelinhaltsstoffe, wie zum Beispiel die Viskotoxine, im gleichen Verhältnis beinhalten, wie wir dies aus den früheren ISCADOR®-Präparaten kennen.

Wir wollen in diesem Buch darüber berichten, welche Erfahrungen wir mit ISCADOR® M 5 mg spezial, dem Präparat aus der Apfelbaummistel, und mit ISCADOR® Qu 5 mg spezial, dem Präparat aus der Eichenmistel, gemacht haben. Zu berücksichtigen ist, dass diese Praxisbeobachtung neben der vielfältigen Arbeit mit unseren vielen Krebspatienten durchgeführt wurde. Für ergänzende Hinweise oder weiterführende Diskussionen sind wir gerne jederzeit bereit. Kritik und Anregung sind immer willkommen.

Im Juni 2000

Dr. Richard Wagner

Die besondere Herstellung des Präparates

Es gibt auf der Erde rund 1400 Pflanzenarten, die wir als Misteln bezeichnen. Ihr gemeinsames Merkmal ist, dass sie nicht wie normale Pflanzen im Erdboden wurzeln, sondern dass sie als Halbparasiten auf anderen, meist holzigen Pflanzen leben.

In Europa unterscheiden wir vier Mistelarten, wobei nur die weißbeerige Mistel (Viscum album) in der Krebstherapie eingesetzt wird.

Diese weißbeerige Mistel wächst auf vielen verschiedenen Laubgehölzen, auf der Kiefer und auf Tannen.

Die Ernte der Mistel erfolgt zweimal im Jahr, im Sommer und im Winter. Geerntet wird bei der ISCADOR®-Herstellung von folgenden Wirtsbäumen:

1) Apfelbaum – ISCADOR®-M (Mali)
2) Eiche – ISCADOR®-Qu (Quercus)
3) Kiefer – ISCADOR®-P (Pini)
4) Ulme – ISCADOR®-U (Ulmi)
5) Tanne – ISCADOR®-A (Abietis)

ISCADOR®-A kommt in Deutschland bei der Krebstherapie nicht zum Einsatz.

Die Ernte der Mistelpräparate wird vor allem in Frankreich durchgeführt, die seltenen Eichen- und Ulmenbäume, die Misteln tragen, müssen ständig betreut werden. Es gibt auch Versuche der Kultivierung von mistelempfänglichen Eichen, da ein Mistelbusch bis zu 20 Jahren braucht, um so groß zu werden, dass er für die Ernte genutzt werden kann.

Die gepflückten Pflanzenteile werden in das Institut Hiscia des Vereins für Krebsforschung nach Arlesheim/Schweiz gebracht und dort unter qualitativen Gesichtspunkten sortiert.

Für die Herstellung verwendet werden die ein- bis zweijährigen Blätter, Stängel, Blüten und Fruchtanlagen, bei der Winterernte kommen noch die gereiften Beeren hinzu.

Die Pflanzenteile werden durch eine Zerquetschung mechanisch aufgeschlossen, die gewalzte Pflanze wird für die notwendige Fermentation mit destilliertem Quellwasser, Zucker und speziellen Laktobazillen versetzt.

Die Extraktion der Mistelinhaltsstoffe erfolgt mittels milchsaurer Gärung, wobei durch die Milchsäurebildung der pH-Wert abgesenkt wird.

Die Milchsäuregärung ist für die Extraktion notwendig, gleichzeitig wird der Extrakt durch die gebildete Milchsäure konserviert.

Die vergorene Mistel wird nach drei Tagen abgepresst, um den wässrigen Extrakt zu gewinnen.

An den Sommer- und Wintersäften werden eine Vielzahl von Untersuchungen durchgeführt, da jeder Baum und damit auch die auf ihm lebende Mistelpflanze rhythmischen Veränderungen unterliegt. Diese Veränderungen zeigen sich auch bei den Extrakten aus der Sommer- und der Wintermistel, das heißt, auch diese Extrakte zeigen ein unterschiedliches Verhalten bezüglich ihrer Eigenschaften.

So ist zum Beispiel die Mistellektin-Aktivität im Winter am höchsten, während man bei den Viskotoxinen die höchsten Werte im Sommer findet.

Nach Angaben Rudolf Steiners werden die beiden Säfte, der Sommer- und der Wintersaft der Mistel, in einer speziellen Maschine verarbeitet. Der Mischvorgang der beiden Säfte soll zu einer neuen Struktur der Inhaltsstoffe führen, die über die pharmakologische Wirkung hinausgeht.

Untersuchungen haben gezeigt, dass die Mischung der beiden Säfte in der Maschine tatsächlich zu solchen Wirkungen führt, wie man sie an Pflanzenversuchen darstellen konnte.

Die Entwicklung dieser speziellen Maschine war äußerst

kompliziert, zunächst musste eine Legierung gefunden werden, die die starken Beanspruchung einer rotierenden Scheibe, die mit einem Pflanzenextrakt beladen wird, aushält.

Man hat heute hierfür Titan gefunden, die rotierende Scheibe mit einem äußeren hochgebogenen Rand hat einen Durchmesser von einem Meter und rotiert mit 1000 Umdrehungen pro Minute.

Diese Rotation führt zu einer rund 55.000fachen Erdbeschleunigung und stellt damit extreme Ansprüche an die einzusetzende Verfahrenstechnik.

Nachgewiesen werden konnte, dass dieser Mischprozess tatsächlich zu Veränderungen führt, die therapeutisch umzusetzen sind.

Das aus dem Mischprozess hervorgehende ISCADOR®-Konzentrat wird dann mit isotonischer Kochsalzlösung auf die Konzentration der Ampulle verdünnt und keimfrei filtriert, da eine Hitzesterilisation zur Schädigung der empfindlichen Inhaltsstoffe führen würde.

Das Präparat unterliegt einer umfangreichen Qualitätskontrolle, wobei sowohl äußere Merkmale wie Geruch, Geschmack, Aussehen und Säuregrad untersucht werden, aber auch der Gesamtgehalt an den misteltypischen Inhaltsstoffen Gesamt-Protein, Polysaccharide, Gesamt-Viskotoxin und Gesamt-Lektin. Auch die biologische Aktivität, zum Beispiel die Zytotoxizität gegenüber Krebszellen, wird ständig geprüft.

Diese Zytotoxizität wird an Zellkulturen durchgeführt, zum Beispiel an den Molt-4-Leukämiezellen oder an den Joshida-Sarkomzellen.

Insgesamt handelt es sich also um einen komplizierten Weg von der Pflege und Kultivierung der Mistelbüsche über die Ernte und anschließende Extraktion der Inhaltsstoffe, das Durchlaufen des Maschinen-Mischungsprozesses bis hin zur fertigen Ampullierung des Präparates.

Wie oben ausgeführt wurde, werden die einzelnen Säfte der verschiedenen Wirtsbäume ständig auf ihren Gehalt an Inhaltsstoffen kontrolliert. Es ist deshalb sehr genau bekannt, wie viel Lektine bzw. Viskotoxine zum Beispiel in den einzelnen Säften vorhanden sind.

Pharmakologisch könnte man jetzt auf die Idee kommen, die Lektine aus der Pflanze zu extrahieren, um ein reines Mistellektinpräparat zu bekommen. Wenn man jedoch bedenkt, dass in der Mistelpflanze als Gesamtmodell 500 verschiedene Einzelsubstanzen enthalten sind, die wir in einer Gel-Elektrophorese heute darstellen können, erscheint mir ein reines Lektinpräparat als substanz-verarmt.

Je nach Güte der Herstellung und Art des Extraktionsprozesses können wir zwischen 50 und 350 dieser 500 Inhaltsstoffe wieder in der Ampulle finden. Unter diesen verschiedenartigsten Inhaltsstoffen finden wir dann auch die Mistellektine I, II und III, jedes dieser drei Mistellektine besitzt weitere Iso-Lektine, die wir als Untereinheiten heute auffassen.

Neuere Arbeiten zeigen sogar, dass eventuell noch ein viertes Mistellektin im Gesamtextrakt enthalten ist.

Nur das Mistellektin I zu extrahieren würde eine Reduzierung der möglichen therapeutischen Wirksamkeit bedeuten, sodass der Verein für Krebsforschung sich entschlossen hat, durch eine sorgfältige Mischung des bekannten Lektingehaltes bestimmter Säfte ein Präparat zu bekommen, das neben dem Gehalt an Mistelgesamtlektin alle anderen Inhaltsstoffe der Mistel wie Viscotoxine, Polysaccharide, Aminosäure und Spurenelemente etc. enthält.

Erreicht wird also durch diese Mischung nur ein konstanter, ausgeglichener Gehalt an Mistellektin I neben allen anderen Substanzen, sodass versucht werden kann, die positive Wirkung zum Beispiel der Viskotoxine und der Polysaccharide, über die eine große Literatur vorliegt, mit der interessanten Mistellektin-Wirkung zu verbinden.

Dieses Vorgehen erscheint mir logisch, es erhöht die therapeutische Sicherheit bei der Einführung eines neuen Präparates.

Zu bedenken ist ja auch, dass man eine bewährte Therapie nicht verlassen sollte zugunsten einer neuen Idee, solange man noch nicht eine endgültige Gewissheit über deren tatsächliche Wirksamkeit hat.

Eine solche Bestätigung einer therapeutischen Idee benötigt in der onkologischen Therapie jedoch mindestens 10 bis 20 Jahre, bis man bei dem Langzeitüberleben von krebskranken Patienten feststellen kann, ob die beabsichtigte Wirkung tatsächlich eingetreten ist.

Eine alleinige Forschung bei Patienten in einem metastasierenden Stadium kann zwar interessante Aspekte bezüglich der zytotoxischen Wirksamkeit ergeben, sagt aber noch nichts über die Langzeitwirksamkeit – und daran ist insbesondere jeder Krebspatient interessiert – aus.

Die Lektinforschung des Vereins für Krebsforschung Arlesheim hat zu zwei speziellen ISCADOR®-Präparaten geführt, die nach der ISCADOR®-typischen Herstellungsweise hergestellt sind und eine neue Konzentration des Mistelextraktes haben. Zusätzlich ist der durchschnittliche Lektingehalt durch die Auswahl geeigneter Extrakte wie folgt eingestellt:

1) ISCADOR®-M 5 mg spezial: Gesamtlektin 250 ng/ml Lektin 1 (ML I) 80 ng/ml
2) ISCADOR®-Qu 5 mg spezial: Gesamtlektin 375 ng/ml

Es bleibt festzuhalten, dass das ISCADOR®-Qu 5 mg spezial nach meiner Ansicht als das stärkste Mistelpräparat der ISCADOR®-Reihe betrachtet werden muss, da es nicht nur über einen hohen Lektingesamtgehalt verfügt, sondern auch der Viskotoxingehalt der Eichenmistel mit 32 µg pro Ampulle ISCADOR® 10 mg im Vergleich zu 17 µg pro Ampulle ISCADOR® 10 mg bei der Apfelbaummistel sehr hoch ist.

Dies bedeutet auch, dass für die Anwendung dieses speziellen Präparates einige Kriterien zu beachten sind, wie wir sie im Weiteren näher ausführen werden.

Die Lektine als Brücke zum Verständnis der Wirksamkeit der Misteltherapie

Die Inhaltsstoffe der Mistel sind vielfältig, je nach Autor unterscheiden wir zwischen 500 bis 600 verschiedenen Inhaltsstoffen, die zum Teil sehr genau definiert sind. Es bleibt Folgendes festzuhalten:

1) Die Mistel enthält über 600 verschiedene Eiweißstoffe, wobei das Proteinmuster vom Wirtsbaum abhängt und ebenfalls vom Geschlecht der Mistel.
2) Im Gesamtextrakt finden wir über 20 verschiedene Lektine.
3) Die Viskotoxine sind ebenfalls in größerer Zahl, wahrscheinlich in mehr als sechs Varianten, vertreten.
4) Der Gesamtextrakt enthält über 1000 Enzyme.
5) Wir finden eine hohe Konzentration an Desoxyribonukleinsäure (DNA). Damit ist die Mistel die an DNA reichste Pflanze.
6) Wir finden einen hohen Gehalt an Thiolen, also schwefelhaltigen Verbindungen, die in der Mistel extrem hoch dosiert sind.
7) Weiterhin enthält der Gesamtextrakt zehn verschiedene Fette.
8) Ein noch wenig erforschtes Gebiet sind die vier verschiedenen Phytosterole.
9) 20 verschiedene Flavonoide sind bislang entdeckt worden.
10) Man unterscheidet 15 verschiedene Phenylpropane.
11) Die Mistel enthält zahlreiche Minerale, zum Beispiel Kalium und Phosphat.
12) Eine große Menge weiterer Inhaltsstoffe sind noch nicht genau definiert.

Generell kann man sagen, dass die Mistellektine und Viscotoxine zytotoxisch und zytostatisch wirken. Die Mistellektine, Viscotoxine, aber auch die Poly- bzw. Oligosaccharide beeinflussen das Immunsystem, indem sie die Anzahl der Immunzellen verändern und diese stimulieren.

Unklar ist jedoch, wie diese verschiedenen Substanzen zusammenwirken. Es gibt Hinweise dafür, dass zum Beispiel die Wirksamkeit der Lektine von den Viskotoxinen abhängig ist und dass mit Sicherheit auch andere Zusammenhänge der Substanzen im Gesamtextrakt wichtig sind.

So macht es Sinn, zwar besonders auf die interessante Gruppe der Mistellektine zu achten, diese aber nicht zu isolieren, sondern in ihrem Kontext mit all den anderen Mistelsubstanzen zu belassen.

Es gibt ernst zu nehmende Hinweise darauf, dass isolierte Einzelstoffe nicht so wirksam sind wie der Gesamtextrakt.

Als Entdecker der Lektine gilt allgemein Hermann Stillmark, der 1888 seine Doktorarbeit über giftige Pflanzen schrieb und feststellte, dass Extrakte aus den Samen Rhizinus communis und Croton tiglium hämmagglutinierend gegenüber verschiedenen Erythrozyten wirken.

Diese Untersuchungen muss man als Ausgangspunkt der Lektinforschung bezeichnen, in den nachfolgenden Jahrzehnten sind sehr interessante Forschungsergebnisse veröffentlicht worden, heute kann man feststellen, dass die Lektine als extrem gut erforscht gelten.

So hat man ganz verschiedene toxische und nicht-toxische Lektine gefunden, man konnte um 1920 zum ersten Mal ein Lektin kristallisieren, erst 1954 ist jedoch der Begriff des »Lektins« für kohlenhydratbindende Proteine allgemein eingeführt worden.

Um 1970 hat man die dreidimensionale Struktur eines Lektins erforschen können und hat immer interessante Aspekte der Lektine gefunden, so 1983 zum Beispiel die insektizide

Wirkung eines pflanzlichen Lektins. Auch hat man 1984 Lektine aus Tumoren isoliert und fand durch neue Untersuchungsmethoden neben weiteren Wirkungen der Lektine, zum Beispiel der fungiziden Wirkung pflanzlicher Lektine, auch immer näher zur Struktur des Lektin-Ligand-Komplexes, zum Beispiel durch NMR-Spektroskopie.

Heute können wir generell sagen, dass die Mistellektine zuckerhaltige Eiweißstoffe sind, die in dieser Form nur in der Mistel vorkommen, und zwar überwiegend in den älteren Stängeln und im Senker, also im Zentrum der Pflanze. Lektine hemmen das Wachstum von Krebszellen und sie beeinflussen das Immunsystem.

Ricin wie auch die Lektine der Mistel stellen die potenteste Form toxischer Zuckerrezeptoren aus Pflanzen dar. Sie bestehen aus einer lektinartigen und einer enzymatischen Untereinheit (Lektin-Toxin-Komplex). Mit dem Lektinteil docken sie an Zielzellen an.

Nach Andocken und Transport in die Zellen entfaltet die andere Untereinheit ihre tödliche Aktivität gegen die Ribosomen. Die Funktionsfähigkeit des gesamten Ribosoms bricht danach zusammen.

Lektine gehören zu den stärksten Giften, die die Natur bereithält. Die letale Dosis (LD_{50}) der beiden Mistellektine beträgt bei der Maus 0,80 µg bzw. 1,4 µg.

Bezüglich der immunstimulierenden Wirkung der Lektine sind in den letzten Jahren folgende Untersuchungen und Wirkungsweisen bekannt geworden:

1) Makrophagenaktivierende Wirkung von Mistellektin 1
2) Freisetzung von Interleukin 1 und Interleukin 2 aus mononukleären Zellen
3) Freisetzung von C-reaktivem Protein
4) Freisetzung von TNF, IL-1, IL-2 durch Mistelpräparate

5) Bildung von Anti-ML-Antikörpern im Verlauf der Misteltherapie
6) Freisetzung von IL-6, IL-8 durch Mistellektin 1
7) Beeinflussung immunologischer Parameter durch Mistellektin 1
8) Induktion von CRP durch Mistellektin 1
9) Induktion von IL-2-Rezeptoren auf immunkompetente Zellen
10) Thymozyten-Proliferation, Th-Zellen-Anstieg in vivo
11) Endorphin-Freisetzung
12) Erhöhung der zytotoxischen Aktivität von Leukozyten bei Tumorpatienten
13) Induktion von H_2O_2 im Neutrophilen
14) Aktivierung der Natural-Killer-Zellen
15) Freisetzung des Makrophagen stimulierenden Faktors
16) Anstieg der Phagozytose-Aktivität der Granulozyten
17) Inhibierung der Serotonin-Freisetzung
18) Hyperplasie des Thymus im Tierversuch

Es sind dies beeindruckende Ergebnisse, und wenn wir auf die Kenntnisse der Tumorimmunologie zurückgreifen, stellen die Mistellektine geradezu ideale Substanzen dar, die die gestörte Immunologie des krebskranken Patienten in einer positiven Weise beeinflussen.

Wir gehen davon aus, dass beim Krebspatienten die immunologische Abwehr gegen Tumorzellen massiv gestört ist.

Untersuchungen zeigen, dass wir alle Tumorzellen in uns tragen, dass aber das spezielle Immunsystem gegen Krebszellen diese Fremdzellen erkennt, abtötet und somit keine Tumorerkrankung im Organismus entstehen kann.

Das Versagen dieser Tumorabwehr führt unter anderem zum Entstehen bösartiger Geschwülste.

Zusammengefasst bewirken nun die Mistellektine, sicher im Zusammenhang mit den anderen Mistelinhaltsstoffen, dass die

Immunbotenstoffe im Organismus wieder vermehrt gebildet werden, wobei es sich bei der Mistelwirkung um eine immunmodulierende Wirkung handelt.

Gegner der Misteltherapie schließen aus den vorgelegten Studien, dass zum Beispiel IL-6 unter der Misteltherapie vermehrt gebildet wird und hierdurch theoretisch ein Nachteil für den Krebspatienten entstehen könnte.

Nun erklärt sich dies aus der Geschichte der Misteltherapie. Vor 20 Jahren war man sehr stolz, dass durch dieses pflanzliche Medikament nachgewiesenermaßen Immunbotenstoffe vermehrt produziert wurden. Damals stand man am Anfang der immunologischen Wissenschaft.

Heute wissen wir, dass eine fortdauernde Stimulation für den Patienten schädlich sein könnte, dass vielmehr ein modulierender Effekt einer Therapie unverzichtbar ist.

Es ist uns heute gelungen – und wir werden im weiteren Verlauf dieses Buches darauf eingehen – nachzuweisen, dass für ganz verschiedene Substanzen die Mistel tatsächlich modulierend wirkt, insbesondere für IL-6, sodass eine Gefahr für den Patienten in gar keinem Fall besteht.

Die vermehrte Bildung der Immunbotenstoffe, die dem Organismus als Informationsbotenstoffe dienen, die gleichzeitige Vermehrung immunkompetenter Zellen und deren Aktivierung und Stimulation ist eine der grundlegenden Wirkungsweisen der Misteltherapie.

Der gleichzeitige zytotoxische Effekt der Mistellektine, wie wir ihn weiter oben beschrieben haben, unterstützt diesen Effekt deutlich.

Wir haben damit in der Mistel eine ideale onkologische Substanz gefunden, die nicht nur auf Tumorzellen toxisch wirkt, sondern gleichzeitig das gesamte Immunsystem des krebskranken Patienten wieder kompetent macht, die Entstehung weiterer Tumorzellen abzuwehren und bestehende Tumorzellen mit den verfügbaren Immunkräften anzugreifen.

Es ist immer wieder darauf aufmerksam zu machen, dass es sich bei den Immunzellen nicht nur um wenige Zellen handelt, die im Blut herumschwimmen, wie man manchmal in der Laienpresse hört. Zusammengefasst, wenn alle Immunzellen ein einheitliches Organ wie zum Beispiel die Leber darstellen würden, würde das Immunsystem ein Organ von 2 kg Schwere ergeben. Es handelt sich also um eine große Masse von Immunzellen, die, wenn sie wieder die richtige Programmierung erfahren, entsprechend potent wirken können.

Diese Immunzellen brauchen ein Signal für ihre Wirkung. Beim krebskranken Patienten ist dieses Signal verloren gegangen. Nach unserer Auffassung und nach den Erfahrungen, die man in der Praxis machen kann, stellt die Misteltherapie für eine ganze Reihe von Patienten das Signal dar, hier wieder die Immunkompetenz der Immunzellen anzukurbeln.

Professor W. Gallmaier aus Nürnberg hat in einem Film einmal ein sehr schönes Bild gebraucht von den Millionen kleinen Fischen in der Südsee, die in einem Fischschwarm in eine bestimmte Richtung ziehen und innerhalb von Millisekunden auf ein bestimmtes Signal hin, das wir nicht kennen, ihre Richtung ändern.

Dass diese Richtungsänderungen möglich sind, wissen wir auch aus den so genannten »Spontanheilungen«, an die man früher ja nicht geglaubt hat, die jedoch heute insbesondere von Professor Gallmeier in Nürnberg systematisch gesammelt werden.

Die Giftwirkung der Mistellektine ist bei den verschiedenen Mistelsorten nicht gleich. So enthält die Tannenmistel zum Beispiel wenig Lektin, sie kann aber bei einem bestimmten Patienten im Tumorgewebe ähnlich wachstumshemmend wirken wie die Apfelbaummistel, die jedoch einen erheblich höheren Lektingehalt hat.

Auch beim Bronchialkarzinom zeigt sich zum Beispiel, dass die Eichenmistel, die ja, wie wir weiter oben ausgeführt haben, über den höchsten Lektingehalt verfügt, schwächer wachstumshemmend wirkt als zum Beispiel die Birken- oder Weißdornmistel, obwohl diese nur ein Fünftel des Lektingehalts der Eichenmistel hat.

Die toxische Wirkung der Mistellektine geschieht wahrscheinlich über die Anregung der so genannten Apoptose, das heißt, dass das Selbstmordprogramm der Zelle angeregt wird. In allen lebenden und gesunden Geweben herrscht ein Gleichgewicht zwischen Zellteilung und Zelltod; auch physiologisch müssen bestimmte Zellen absterben, um die Funktion der Organe zu erhalten.

Krebszellen haben die Fähigkeit zur Apoptose verloren. Diese Apoptose wieder anzuregen, heißt unmittelbar zytostatisch zu wirken.

Diese Erforschung der Apoptose durch Mistelpräparate geht insbesondere auf Dr. Arndt Büssing (Abteilung für angewandte Immunologie, Universität Witten-Herdecke) zurück. Büssing hat dargelegt, dass die Mistellektine schon an der Einspritzstelle im Gewebe bestimmte Bindestellen auf Lymphozyten aktivieren. Mit diesen Bindestellen docken die Lymphozyten Tumorzellen an und lösen die Apoptose aus. Gleichzeitig werden aber wichtige Immunzellen (T-Zellen) geschützt, die sonst von Tumorzellen angegriffen würden und in hoher Zahl absterben würden. Dies geschieht, indem wiederum Bindestellen auf den T-Zellen so herunterreguliert werden, dass sie für die Tumorzellen weniger empfindlich sind.

Insgesamt resultiert daraus, dass zum einen die Lymphozyten Tumorzellen angreifen können, während bestimmte Immunzellen, die für das Funktionieren des Organismus unbedingt notwendig sind, gegen den Angriff von Tumorzellen geschützt werden, sodass insgesamt ein schlagkräftiges Immunsystem resultiert.

Die Wirkung der Mistel auf das Immunsystem kann man an folgenden Untersuchungen nachweisen:

1) Mistellektine stimulieren die Makrophagen, die fremde Stoffe verarbeiten und den Immunzellen präsentieren, damit diese darüber informiert sind, welche Stoffe anzugreifen sind.
2) Die Granulozyten, hier insbesondere die eosinophilen Granulozyten, werden aktiviert. Bei den exosinophilen Granulozyten handelt es sich um archaische Abwehrzellen, die wahrscheinlich früher die erste Form der Abwehrzellen darstellten. Auch sie können zytotoxisch wirken und weitere Immunzellen anlocken.
3) Die B-Lymphozyten werden vermehrt in Plasmazellen umgewandelt, die spezielle Antikörper herstellen.
4) Die T-Helferzellen, die Antigene erkennen und als Folge davon B-Zellen und Killerzellen aktivieren, werden aktiviert und zahlenmäßig vermehrt.
5) Die T-Suppressorzellen, die die Reaktion des Immunsystems blockieren, werden herunterreguliert.
6) Die zytotoxischen T-Zellen werden stimuliert, dadurch werden Tumorzellen identifiziert und zerstört.
7) Die natürlichen Killerzellen (NK-Zellen) werden ebenfalls aktiviert und in ihrer Zahl vermehrt, sodass sie Tumorzellen vermehrt angreifen können.

Wenn wir das oben Ausgeführte zusammenfassen, kann man sagen, dass die Lektine geradezu ideale Stoffe im Organismus darstellen. Sie können durch ihre Giftwirkung Krebszellen abtöten, durch ihre immunstimulierende Wirkung können sie den Organismus im Kampf gegen zirkulierende Krebszellen aktivieren, und sie haben die Fähigkeit, die Störung, die letztendlich mit zur Tumorerkrankung des Patienten geführt hat, nämlich das gestörte Immunsystem, nachhaltig zu verbessern.

Wir wissen heute, dass 40 bis 50 % der Patienten, die zum Beispiel über zwei Jahre lang eine ISCADOR®-Therapie durchgeführt haben, über ein wieder funktionsfähiges Immunsystem verfügen, das in den nachfolgenden Jahren in abnehmender Weise stimuliert werden muss und das bei späteren Kontrollen über Jahre eine erhaltene Funktionsfähigkeit aufweist.

Die Erforschung der Lektine hat bei vielen Ärzten und Krebsforschern doch zu der Ansicht geführt, dass eine Wirksamkeit der Mistelpräparate, wie wir sie in der Praxis schon seit Jahrzehnten gesehen haben, vorhanden ist. Es wurde eingesehen, dass die Misteltherapie eine naturwissenschaftliche Grundlage hat und dass nicht allein das anthroposophische Menschenbild und ganz allgemein die von Rudolf Steiner begründete Anthroposophie sozusagen die Wirksamkeit eines Medikamentes ersetzt, sondern dass Inhaltsstoffe enthalten sind, die tatsächlich wirken.

Es soll aber dabei nicht vergessen werden, ja es soll daran erinnert werden, dass Rudolf Steiner um 1917 die Mistel als Krebsheilmittel in die Therapie eingeführt hat, zu einer Zeit, als außer der Bestrahlungstherapie keinerlei Krebstherapie vorhanden war.

Zur damaligen Zeit gab es in der Krebsheilkunde lediglich die Operation, und es wurden die ersten Versuche mit der Bestrahlungstherapie gemacht. Die antihormonellen Medikamente und die Zytostatika wurden erst ab den fünfziger Jahren entdeckt, erforscht und weiter entwickelt.

Aus den Kenntnissen der anthroposophisch arbeitenden Medizin und aus seiner erweiterten Menschenerkenntnis hat Rudolf Steiner dieses Krebsheilmittel gefunden, bei dem wir heute naturwissenschaftlich all die Fakten nachweisen können, die hier in diesem Buch aufgezählt sind.

Dieser Weg einer Heilmittelfindung sollte in der heutigen Zeit nicht vergessen werden, in der Heilmittel am Computer »designed« werden.

Praktische Therapie mit ISCADOR® M / Qu 5 mg spezial

Beim Einsatz dieser beiden Präparate ist unbedingt zu beachten, dass eine Initialphase und eine Erhaltungsphase durchgeführt werden muss. Das Nichtbeachten dieser Vorschrift kann zu schweren Allergien führen, deswegen sei unbedingt darauf verwiesen.

Vor Beginn der Therapie mit ISCADOR® M / Qu 5 mg spezial muss eine Therapie mit ISCADOR® M bzw. ISCADOR® Qu Serie 0 durchgeführt werden. Hierbei wird dreimal wöchentlich 1 ml der entsprechenden Serie injiziert, wobei die Serie ansteigend konzentriert ist. Nach Abschluss einer Serie wird diese Serie noch einmal wiederholt. Erst wenn diese beiden Serien gut vertragen worden sind, kann auf die Therapie mit ISCADOR® M / Qu 5 mg spezial übergegangen werden.

Allergien gegen Mistelpräparate sind extrem selten, wenn die entsprechenden Dosierungsvorschriften eingehalten werden.

So sind mir in unserer Praxis in den vergangenen 18 Jahren lediglich drei Allergien bekannt geworden, die insgesamt durch falsche Dosierungen ausgelöst wurden. Als Warnbeispiel sei auf eine Krankengeschichte hingewiesen, die fast tödlich für eine Patientin geendet hätte.

Eine Patientin mit einem schweren metastasierenden Mammakarzinom wurde von ihrem Ehemann, Chefarzt eines Kreiskrankenhauses, mit ISCADOR® Qu 5 mg spezial behandelt. Der Arzt war mit der Therapie durch Mistelpräparate nicht vertraut. Da bei seiner Frau Lebermetastasen vorlagen, war er der Meinung, dass ein sehr starkes Präparat auch sehr gut helfen müsse, und begann die Therapie sofort mit einer Ampulle 1 ml ISCADOR® Qu 5 mg spezial, also wie wir oben näher ausgeführt haben, mit dem stärksten Präparat aus der ISCADOR®-

Reihe. Die Patientin reagierte mit einem allergischen Schock klassischer Weise und überlebte diesen Schock nur, weil ihr Ehemann in der Intensivmedizin geübt war und sich die Wohnung des Ehepaares gegenüber dem Krankenhaus befand.

Diese Patientengeschichte sei ausdrücklich deshalb erwähnt, weil es sich hier nicht um eine entsprechende Wirkung des Medikamentes gehandelt hat, sondern um eine falsche Dosierung und um eine völlig falsche Vorgehensweise.

Auch in den Richtlinien für die ISCADOR®-Behandlung in der Malignomtherapie, die von der Weleda AG und vom Verein für Krebsforschung regelmäßig in aktualisierter Form herausgegeben wird, ist eindeutig angegeben, dass diese Einleitungsphase für die Therapie mit ISCADOR® M / Qu 5 mg spezial unverzichtbar ist.

Die Serie 0 der entsprechenden Wirtsbäume M bzw. Qu wird in der Regel sehr gut vertragen, allenfalls treten bei sehr empfindlichen Patienten bei den letzten drei Ampullen in der Serienpackung, die die höchste Konzentration darstellen, lokale Rötungen auf. Hierbei kann man so verfahren, dass von diesen letzten drei Ampullen nur 0,5 ml, also auch 0,5 mg, gespritzt werden.

Wir haben in den langen Jahren unserer Praxis keinen Patienten erlebt, der sich mit dieser Dosierung nicht an ein Mistelpräparat gewöhnen ließ.

Wichtig zu wissen ist, dass es einige Stunden nach der subkutanen Injektion von ISCADOR® zu einer fleckförmigen Rötung im Bereich der Einstichstelle kommen kann; diese Rötung ist völlig normal und stellt keine Allergie dar. Je öfter Mistel injiziert wird, desto weniger wird diese Rötung auftreten. Der Organismus gewöhnt sich sozusagen bezüglich der Lokalreaktion an die Injektionen. Deshalb kann auch nicht eine Dosierungseinstellung über die Lokalreaktion geschehen.

Weitere negative Einwirkungen der Misteltherapie treten bei der Serie 0 in der Regel nicht auf, allenfalls zeigen wenige

Patienten ein leichtes Grippegefühl, insbesondere bei den höheren Dosierungen, eine wirkliche Temperatursteigerung tritt jedoch nicht ein.

Es soll an dieser Stelle einmal erwähnt werden, dass die Meinung vieler Onkologen, dass eine gleichzeitige Bestrahlungstherapie oder Chemotherapie und eine Misteltherapie nicht miteinander vereinbar wären bezüglich der fieberauslösenden Wirkung der Misteltherapie, völlig falsch ist.

Mit einer solchen Misteltherapie lässt sich allenfalls der Temperaturrhythmus des Patienten wieder regulieren, eine fiebererzeugende Wirkung dieser Dosierung ist jedoch nicht möglich.

Generell wird von schulmedizinischer Seite gesagt, dass bei einer gleichzeitigen Chemotherapie und einem Fieberanstieg ein Antibiotikum gegeben werden müsste, da der Patient ja an einer Leukopenie leidet, die therapeutisch bedingt ist, und dass sich aus einem leichten Infekt eine schwere Infektion entwickeln könnte.

Wir haben bei vielen Kombinationstherapien zwischen Chemotherapie und Misteltherapie niemals gesehen, dass fälschlicherweise ein Antibiotikum gegeben werden musste, weil man vor einer fieberhaften Infektion ausging, die Fieberwirkung aber tatsächlich auf das Mistelpräparat zurückgegangen wäre.

Wie wir weiter unten ausführen werden, ist es geradezu »sträflich«, eine Chemotherapie oder eine Bestrahlungstherapie ohne gleichzeitige Misteltherapie durchzuführen, da die Verträglichkeit dieser Therapien durch eine Misteltherapie gesteigert wird, von den Symptomen wie Vomitus und Enteritis bis hin zu einer DNA-Stabilisierung. Wir werden später dafür Hinweise geben.

Nach den Richtlinien des Vereins für Krebsforschung kann nach der Einleitungsphase auf die Erhaltungsphase übergegangen werden. Dabei wird mit der Verabreichung von ISCA-

DOR® M / Qu 5 mg spezial begonnen und zwei- bis dreimal wöchentlich eine Ampulle subkutan injiziert.

Wir haben in der Vergangenheit mit der zweimal wöchentlichen Injektion begonnen, da die Meinung herrschte, dass es sich bei den beiden Präparaten um sehr starke Präparate handeln würde, bei denen eine zweimal wöchentliche Dosierung ausreichen würde.

Wie wir näher ausführen werden, sind wir in der Zwischenzeit dazu übergegangen, ganz individuell für den Patienten zu dosieren. Dies führt dazu, dass wir in der Regel dreimal wöchentlich, am besten Montag, Mittwoch und Freitag, den Patienten injizieren lassen, dass einige wenige Patienten aber auch nach Prüfung ihrer Immunitätslage mit einer zweimal wöchentlichen Injektion auskommen, während andere bis zu vier- oder fünfmal wöchentlich spritzen müssen, bei anderen Patienten haben wir die Injektion auf ein bis zwei Ampullen erhöht.

Aus der Sicht des praktizierenden Arztes wäre es wünschenswert, sowohl 2,5 mg-Ampullen als auch 10 mg-Ampullen herzustellen. Dies würde eine wirtschaftlichere Therapie ermöglichen.

Bei einigen Patienten reicht für die Erhaltungstherapie tatsächlich eine halbe Ampulle dreimal wöchentlich, wenige andere Patienten benötigen pro Injektion 10 mg oder mehr.

Bei einigen wenigen Patienten müssen wir auf die ISCADOR®-Infusion zurückgreifen. Die ISCADOR®-Infusion ist insofern problematisch, als das Präparat für die intravenöse Anwendung nicht zugelassen ist; das bedeutet, dass der verabreichende Arzt für eventuelle Nebenwirkungen selber haftet und der Patient seine Einverständniserklärung geben muss.

Über die Möglichkeiten, die Indikationen, aber auch die Gefahren einer ISCADOR®-Infusionstherapie wird einmal gesondert berichtet werden.

Es sei hier jedoch festgehalten, dass die ISCADOR®-Infusion eine besondere rechtliche Situation darstellt, die offen mit dem Patienten besprochen werden muss, da theoretisch eine Allergiemöglichkeit wie bei allen Medikamenten besteht und der die Infusion durchführende Arzt in der Intensivmedizin vertraut sein muss, um eventuell auftretende allergische Erscheinungen therapieren zu können. Das bedeutet, dass er über spezielle Kenntnisse in der Schocktherapie verfügen muss und die entsprechenden Medikamente auch in der Praxis vorhanden sein müssen.

Wir haben in den letzten 18 Jahren bei ca. 5 bis 10 Infusionen pro Tag nur zweimal einen Zwischenfall gehabt, der in einer verstärkten Atemnot bestand bzw. im Auftreten einer generalisierten Rötung über den gesamten Organismus. Beide Erscheinungen konnten durch die i.v.-Gabe eines Kalziumpräparates bzw. eines Antihistaminikums problemlos beherrscht werden, eine vitale Gefahr für den Patienten bestand nie. Dies kann beim nächsten Patienten jedoch völlig anders sein.

Wir werden weiter unten ausführen, warum eine individuelle Dosierung für den Patienten wichtig ist, und auch darstellen, welche Blutuntersuchungen sich für die Einstellung auf eine bestimmte Dosierung eignen.

Zu Beginn einer Misteltherapie sollte man sich jedoch darüber klar werden, welches therapeutische Ziel bei dem Patienten erreicht werden soll.

Bei einem Patienten in einem stark metastasierenden Stadium, zum Beispiel mit Leber- und Lungenmetastasen, bei dem die wahrscheinliche Überlebenszeit relativ kurz ist, ist es sicher nicht notwendig, umfangreiche immunologische Untersuchungen durchzuführen. Hier reicht die Therapie anhand des subjektiven Befindens des Patienten, sodass zum Beispiel die Besserung des Allgemeinbefindens wie Zunahme von Appetit und Gewicht oder Zunahme der Leistungsfähigkeit schon anzeigen, dass die richtige Dosierung gefunden worden ist. Auch eine Reduzierung der vorher vielleicht notwendigen Schmerzmedikamente zeigt den richtigen Dosierungsbereich an.

Bei Patienten, die zum Beispiel frisch operiert sind, ist es jedoch notwendig, nicht nur auf subjektive Symptome zu achten, sondern objektive Untersuchungen durchzuführen, um festzustellen, ob dieser spezielle Patient auf die durchgeführte Misteltherapie reagiert.

Indikationen

Als Indikation für die Durchführung einer Therapie mit ISCADOR® M / Qu 5 mg spezial gelten die gleichen Indikationen wie bei den Präparaten der ISCADOR®-Serienpackungen, das heißt, wir wenden diese Misteltherapie an bei bösartigen und auch gutartigen Geschwulstkrankheiten, bei bösartigen Erkrankungen der blutbildenden Organe, zur Anregung der Knochenmarkstätigkeit, zur Vorbeugung gegen Geschwulstrezidive und bei definierten Präkanzerosen.

Generell sollte das Präparat ISCADOR® M 5 mg spezial bei Frauen, ISCADOR® Qu 5 mg spezial bei Männern eingesetzt werden. Obwohl es in den Iscador-Richtlinien so nicht angegeben ist, sich aber bei anderen Iscador-Präparaten empirisch gezeigt hat, dass die Wirtsbäume geschlechtsspezifische Besonderheiten haben und die Erfolge zum Beispiel mit ISCADOR® Qu beim Prostatakarzinom besser sind als beim Mammakarzinom, kann man auch beim ISCADOR® spezial von einer geschlechtsspezifischen Wirkung ausgehen.

So verschieden, wie die Patienten und Patientinnen sind, ist aber auch die Wirkung der Mistelpräparate. Wir haben in der Praxis bei einem nicht genügenden Ansprechen zum Beispiel der Therapie mit ISCADOR® Qu 5 mg spezial beim Prostatakarzinom auf ISCADOR® M 5 mg spezial gewechselt und eine gute Ansprechrate gesehen. Genauso haben wir in einigen Fällen ISCADOR® Qu 5 mg spezial beim Mammakarzinom eingesetzt.

Der Wechsel dieser Präparate sollte jedoch dem erfahrenen Arzt vorbehalten bleiben, zum Einstieg in die Misteltherapie sollten die Richtlinien beachtet werden.

Wie oben ausgeführt, können generell alle Arten von Geschwulstkrankheiten mit Mistelpräparaten behandelt werden.

Wie in verschiedenen Publikationen ausgeführt, sollte nur der erfahrene Therapeut eine Anwendung bei den Leukämien und bei den Lymphomen, das heißt bei Morbus Hodgkin und bei den Non-Hodgkin-Lymphomen durchführen. Theoretisch ist es denkbar, dass diese Geschwulstkrankheiten der blutbildenden Organe durch eine Überstimulation in einen Progress kommen könnten.

Es handelt sich hier um eine theoretische Überlegung, es gibt keinen Fall, wo eine solche Progredienz einer solchen Erkrankung nachgewiesen wäre. Trotzdem sei aus Vorsicht darauf hingewiesen, dass solche theoretischen Überlegungen bestehen.

Ich würde deshalb raten, bei Erkrankung der blutbildenden Organe eine niedrig dosierte Misteltherapie im Sinne der Serienpackungen einzusetzen und hierbei die Serienpackung I nicht zu überschreiten.

Die Erhöhung dieser Dosierung bzw. der Übergang auf die immunologisch stärkeren Präparate ISCADOR® M 5 mg spezial / ISCADOR® Qu 5 mg spezial sollte dem erfahrenen Therapeuten vorbehalten bleiben, der gleichzeitig gehalten ist, immunologisch zu kontrollieren, um eine Überstimulation zu vermeiden.

Nebenwirkungen und Gegenanzeigen

An Nebenwirkungen können folgende *Reaktionen* auftreten:

1) Eine leichte Steigerung der Körpertemperatur, die therapeutisch erwünscht ist.

2) Örtlich begrenzte entzündliche Veränderung um die Einstichstelle, die keine Allergie darstellt und nach einigen Injektionen wieder verschwindet.
3) Allgemeines Krankheitsgefühl und Abgeschlagenheit, meistens als Anzeichen einer zu starken Dosierung.
4) Kopfschmerzen und kurzzeitige Schwindelanfälle, meistens nur vorübergehend zu Beginn der Therapie.
5) In ganz seltenen Fällen kommt es, vor allem nach zu tiefer Injektion ins Fettgewebe, zu größeren Schwellungen regionaler Lymphknoten und zu einer subkutanen Knotenbildung. Eine Injektionspause führt zu einer völligen Rückbildung dieser Erscheinungen.
6) Allergoide Reaktionen wie Pruritus, lokale Urticaria oder ein lokales Exanthem, weitere allergische Reaktionen wie Quincke-Ödem, Schüttelfrost, Atemnot, Bronchiospasmus und Schock sind extremst selten, bei der entsprechenden Vorbehandlung nicht zu erwarten und in unserer Praxis in Jahren nicht gesehen worden.
7) Intrakranielle Druckerhöhung bei primären Nierentumoren und intracerebralen Metastasen.

Wie bei allen Mistelpräparaten bestehen folgende *Gegenanzeigen*:
1) Bekannte Allergie auf Mistelpräparate, hierbei ist, wie in den Richtlinien der Weleda niedergelegt, eine Desensibilierungsbehandlung notwendig.
2) Akut entzündliche bzw. hoch fieberhafte Erkrankungen. Bei Fieber über 38° sollte die Misteltherapie bis zur Rückkehr zur Normaltemperatur ausgesetzt werden.
3) Aktive Tuberkulose.
4) Hyperthyreose unbehandelt.
5) Primäre Gehirn- und Rückenmarkstumoren oder intrakranielle Metastasen. Die Behandlung dieser Krankheitserscheinungen sollte dem erfahrenen Therapeuten vorbehalten bleiben.

6) Schwangerschaft. Hier sollte eine sehr strenge Indikationsstellung erfolgen, da zwar keinerlei Untersuchungen gegen eine Anwendung in der Schwangerschaft sprechen, jedoch Langzeituntersuchungen der unter einer Misteltherapie während der Schwangerschaft geborenen Kinder nicht durchgeführt wurden.

Aufgrund unserer praktischen Erfahrungen würde ich mit der Anwendung von ISCADOR® M / Qu 5 mg spezial bei folgenden Krankheiten bzw. Therapien sehr vorsichtig sein und zunächst bei diesen Krankheiten die Serienpräparate anwenden:

1) Lang dauernde Chemotherapien, die sehr stark sind und zu einer immunologischen Erschöpfung führen.
2) Lang dauernde Low-Dose-Chemotherapien, die den Patienten ebenfalls immunologisch erschöpfen.
3) Lang dauernde Radiatio, insbesondere dann, wenn sie großflächig ist und ebenfalls immunologisch erschöpft.
4) Bei Leukämien jeglicher Form.
5) Beim Morbus Hodgkin bzw. den Non-Hodgkin-Lymphomen. Hier sollte, wie oben ausgeführt, nur der erfahrene Therapeut mit den Spezialpräparaten therapieren.

Generell soll hier noch einmal festgestellt werden, dass man mit ISCADOR® spezial eine sehr gute Wirkung erzielen kann, dass das Beiwort »spezial« jedoch nicht dazu verführen sollte, davon auszugehen, dass es sich um die stärkst mögliche Wirkung bei diesem Präparat handeln könnte.

Es gibt eine ganze Reihe von Patienten, die auf die normalen Serien-Mistelpräparate mindestens genauso gut reagieren wie auf ISCADOR® spezial. »Viel hilft viel« gilt nicht für die Mistelpräparate, es kommt darauf an, für jeden individuellen Patienten die richtige Therapie zu finden.

Monitoring der Therapie

Generell müssen wir davon ausgehen, dass für jeden Patienten individuell die Misteltherapie entsprechend ihrer Stärke eingestellt werden muss.

Theoretisch wird das verständlich, wenn wir zum Beispiel eine Untersuchung von fast 400 Mammakarzinom-Patientinnen der Universität Tübingen betrachten, bei denen der Immunstatus bzw. Immununtersuchungen generell durchgeführt worden sind. Die Ergebnisse zeigen, dass in einer Gruppe von Patientinnen, die nur operiert worden sind ohne nachfolgende Chemotherapie oder Bestrahlung und ohne Hinweis auf eine eingetretene Metastasierung, diese Immunwerte bei allen in einem relativ engen Bereich liegen. Eine andere Gruppe von Patientinnen, die in einem metastasierenden Stadium waren und gleichzeitig Chemotherapie und/oder Bestrahlung sowie antihormonelle Medikamente erhielten, liegen diese Immunwerte jedoch weit auseinander. Wir finden hier Patientinnen mit sehr hoch aktivierten Immunzellen und solche, bei denen die Immunlage völlig erschöpft ist. Es ergibt sich daraus, dass wir nicht alle Patienten mit dem gleichen Präparat und der gleichen Dosierung behandeln können.

Es erscheint manchmal verführerisch, auf Mistelpräparate zurückzugreifen, bei denen weder ein Wirtsbaum noch eine Dosierung eine therapeutische Rolle spielen. Aufgrund meiner langjährigen Praxiserfahrung warne ich jedoch davor, auf diese Verführung einzugehen, weil diese Misteltherapie »light« kein differenziertes Vorgehen sein kann; ein solches differenziertes Vorgehen ist jedoch bei einer so komplizierten Krankheit wie der Krebskrankheit unbedingt notwendig.

Abbildung 1 zeigt 61 Patienten aus unserer Praxis, die eine Misteltherapie schon mindestens sechs Monate durchgeführt hatten, bevor sie in unsere Behandlung kamen.

Aufgelistet ist als immunologische Kontrolle in der Abbil-

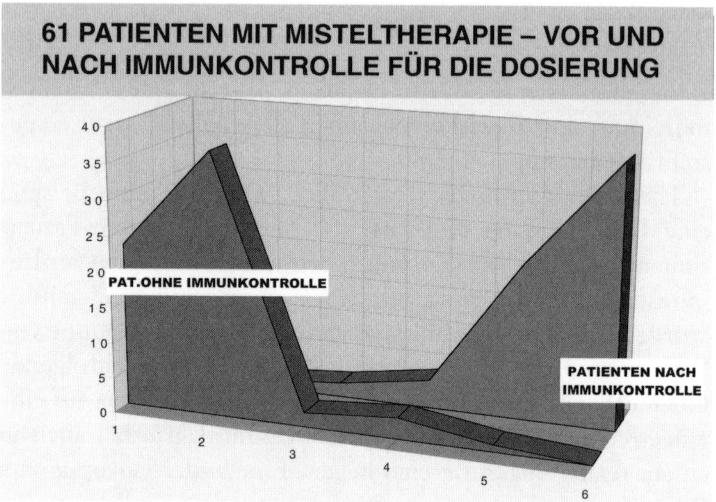

Abbildung 1

dung der Interleukin-2-Rezeptor als Maß für die Immunstimulation. Wir werden den Interleukin-2-Rezeptor im nächsten Kapitel besprechen.

Der therapeutisch wirksame Bereich des Interleukin-2-Rezeptors liegt in dieser Untersuchung bei 5000.

Wie aus der Abbildung hervorgeht, erreichen die meisten der 61 Patienten einen Wert von lediglich 2000, sodass von einer insuffizienten Immunstimulation gesprochen werden muss.

Nach Durchführung weiterer sechsmonatiger Misteltherapie ist es gelungen, fast alle Patienten in einen immunologisch suffizienten Bereich um 5000 zu bringen, sodass jetzt von einer qualifizierten Misteltherapie gesprochen werden kann.

Aus der Abbildung geht auch hervor, dass nicht alle Patienten in diesen therapeutischen Bereich kamen; wir müssen an diesem Punkt auch darauf eingehen, dass die Misteltherapie grundsätzlich nicht bei jedem Patienten zur Wirksamkeit kommt.

Dies ist auch verständlich, weil nicht jede Therapie bei jedem Patienten und bei jeder Erkrankung in jedwedem Tumorstadium gleich gut wirken kann.

Aufgrund unserer Praxiserfahrungen würden wir schätzen, dass ungefähr 20 % der Patient auf eine Misteltherapie nicht ansprechen.

Auch um diese Patienten herauszufinden, ist es notwendig, verschiedene Blutuntersuchungen durchzuführen, da diese Patienten vielleicht von einer anderen Immuntherapie (Vitamine, Selenpräparate, Thymuspräparate etc.) profitieren könnten.

In der Vergangenheit sind sehr umfangreiche Blutuntersuchungen bezüglich des Immunsystems vorgeschlagen worden.

Auch wir selber haben in den vergangenen Jahren verschiedene immunologische Untersuchungen propagiert, hier insbesondere den so genannten Immunstatus, der die Bestimmung der T-Helferzellen, T-Suppressorzellen sowie der Natural-Killer-Zellen mit verschiedenen Untergruppierungen umfasst, oder den Lymphozyten-Transformations-Test, der die Aktivität der körpereigenen Immunzellen gegen Mitogene darstellt.

Diese immunologischen Tests waren sehr umfangreich, sie konnten nur von Kollegen therapeutisch angewendet und gelesen werden, die immunologisch über Kenntnisse verfügten, und sie waren extrem teuer.

Die heutige Situation der gesetzlichen Krankenkassen und die Laborbudgets der Ärzte führen dazu, dass solche Untersuchungen im größeren Umfang in der Praxis nicht mehr möglich sind oder nur in Ausnahmefällen, wo dies tatsächlich indiziert ist.

Wir haben deshalb in langen Untersuchungen nach Blutwerten gesucht, die eine ausreichende Sicherheit im Monitoring der Misteltherapie geben, bezüglich ihrer Auswirkungen auf das Praxisbudget oder auf das Fremdbudget jedoch vertretbar sind und in jeder Praxis durchgeführt werden können,

BLUTUNTERSUCHUNGEN

- 1. LEUKOZYEN
- 2. LYMPHOZYEN
- 3. EOSINOPHILE GRANULOZYTEN
- 4. IL2R

- OPTIONAL
- 5. LYMPHOZYTENTRANSFORMATIONSTEST
- 6. IMMUNSTATUS

Abbildung 2

auch ohne dass der behandelnde Arzt über eine Zusatzausbildung in der Immunologie verfügt.

Abbildung 2 zeigt die von uns vorgeschlagenen Blutuntersuchungen, die von jedem größeren Labor relativ einfach und kostengünstig durchgeführt werden können.

Zunächst einmal handelt es sich um das Differentialblutbild, hier schauen wir insbesondere auf die Leukozyten, die Lymphozyten und vor allem auf die eosinophilen Granulozyten. Weiterhin bestimmen wir den Interleukin-2-Rezeptor, wobei darauf zu achten ist, dass hier nicht der Botenstoff Interleukin-2 gemeint ist, sondern sein Rezeptor!

Optional bestimmen wir weiterhin den Lymphozytentransformationstest und den so genannten Immunstatus bei unseren Patienten, wenn besondere immunologische Situationen vorliegen, so zum Beispiel lang dauernde Chemotherapien, die die Immunität des Patienten erschöpfen.

Im nächsten Kapitel werden wir über die Aussagefähigkeit dieser Blutuntersuchungen berichten.

Die Überprüfung der richtigen Dosierung

Das Differentialblutbild

Zur praktischen Vorgehensweise sei Folgendes empfohlen:

Zu Beginn jeder Misteltherapie bestimmen wir sowohl die Werte des Differentialblutbildes, das ja in der Krebstherapie zum Beispiel als Begleitung der Bestrahlungs- oder Chemotherapie sowieso durchgeführt wird. Darüber hinaus den Interleukin-2-Rezeptor. Nach sechs Wochen Therapie überprüfen wir die erreichten Blutwerte und vergleichen sie mit den Anfangswerten.

Abbildung 3 zeigt die Zielwerte bei Patienten ohne gleichzeitige Chemotherapie oder Bestrahlungstherapie. Wir gehen hier

BLUTUNTERSUCHUNGEN
ZIELWERTE
1. OHNE CHEMOTH. / RADIATIO

• 1. LEUKOZYEN	6000
• 2. LYMPHOZYEN	2000
• 3. EOSINOPHILE GRANULOZYTEN	400
• 4. IL2R	2500

- OPTIONAL
- 5. LYMPHOZYTENTRANSFORMATIONSTEST
- 6. IMMUNSTATUS

Abbildung 3

von 6000 Leukozyten, 2000 Lymphozyten, 400 eosinophilen Granulozyten aus und von einem Wert von 2500 beim Interleukin-2-Rezeptor.

Beim Differentialblutbild ist darauf zu achten, dass man eventuell die Zahlen aus dem Gemeinschaftslabor in Absolutzahlen umrechnet, falls man diese nur als Prozentwerte erhält, da die prozentuale Wertung leicht täuschen kann bei einer vorherrschenden Leukopenie.

Beim Lymphozytentransformationstest, bei dem die Reaktion des Patienten auf fünf Mitogene geprüft wird, auf Reize also, die wie die Krebszelle einen Reiz für eine Immunzelle darstellen, gehen wir von Stimulationswerten aus, die mindestens das Doppelte des jeweiligen Normbereiches betragen. Beim Immunstatus wollen wir hohe Werte für die T4-Helferzellen und die Natural-Killer-Zellen erreichen und niedrige Werte für die T8-Suppressorzellen. Näheres werden wir an der entsprechenden Stelle ausführen.

Normalerweise haben wir bei Patienten mit einer Krebserkrankung reduzierte Leukozyten, Lymphozyten und eosinophile Granulozyten, erwünscht ist ein Anstieg dieser Werte um 20% nach sechs Wochen Therapie, bei höheren Werten würden wir zum Beispiel ISCADOR® M oder Qu 5 mg spezial halbieren, bei Werten, die diese Zielwerte nicht erreichen, würden wir die Dosierung steigern, indem wir zum Beispiel nicht dreimal, sondern viermal wöchentlich injizieren würden oder nicht nur eine Ampulle pro Injektionstag, sondern 1,5 Ampullen pro Injektionstag verwenden würden.

Spätestens nach drei Monaten Therapie sollten die genannten Zielwerte erreicht werden.

Abbildung 4 zeigt die typischen Veränderungen des Differentialblutbildes unter ISCADOR® spezial. So steigen hier die Leukozyten von 4225 auf 6200 nach neun Wochen Therapie, gleichzeitig steigen die Lymphozyten von 1000 auf 2133 und die eosinophilen Granulozyten von 125 auf 756.

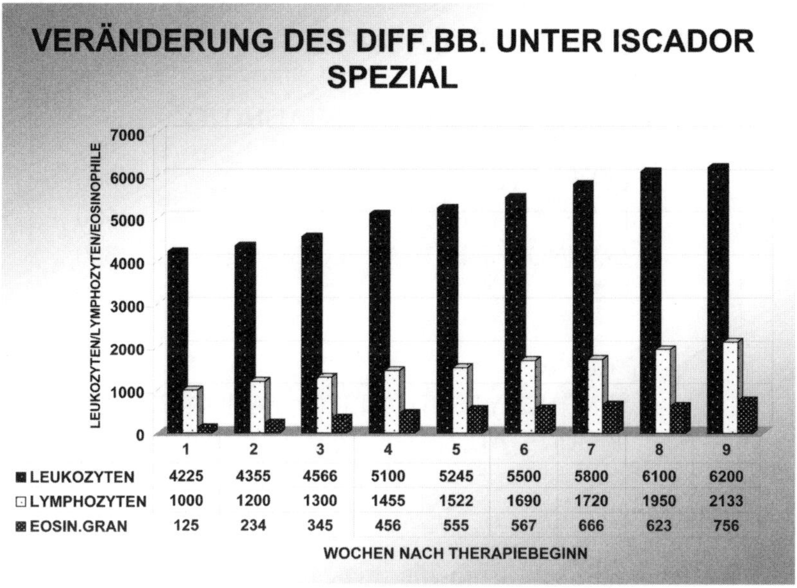

Abbildung 4

Dieses Beispiel zeigt typische Veränderungen bei einem Patienten nach Operation mit reduzierter Immunlage, jedoch ohne immundepressive begleitende schulmedizinische Therapie.

Abbildung 5 zeigt die Blutuntersuchungen und die Zielwerte bei Patienten unter gleichzeitiger Chemotherapie oder Bestrahlungstherapie.

Hier ist es natürlich völlig unrealistisch, von einem Zielwert von 6000 Leukozyten auszugehen, hier sind wir mit 4000 Leukozyten, 1500 Lymphozyten, 300 eosinophilen Granulozyten, aber auch mit einem Wert von 2500 für den Interleukin-2-Rezeptor zufrieden.

Auch hier gilt, dass vor Beginn der Behandlung die erste Untersuchung durchgeführt wird, nach sechs Wochen die zweite Untersuchung, nach weiteren sechs Wochen die dritte

BLUTUNTERSUCHUNGEN
ZIELWERTE
1. UNTER CHEMOTH. / RADIATIO

• 1. LEUKOZYEN	4000
• 2. LYMPHOZYEN	1500
• 3. EOSINOPHILE GRANULOZYTEN	300
• 4. IL2R	2500

- OPTIONAL
- 5. LYMPHOZYTENTRANSFORMATIONSTEST
- 6. IMMUNSTATUS

Abbildung 5

Untersuchung und dann alle drei Monate mit der normalen Nachsorge für die ersten zwei Jahre.

Die ersten zwei Jahre sind für den Patienten die gefährlichsten Jahre, da bei fast allen Karzinomen (mit Ausnahmen) 80 % der Rezidive und der Metastasierung in den ersten zwei Jahren erscheinen.

Auch bezüglich des Lymphozytentransformationstestes und des Immunstatus erwarten wir hier eine deutliche Veränderung im Sinne einer immunologischen Verbesserung.

Wichtig sind hier immer nicht die absoluten Werte, sondern wichtig ist hier die Veränderung im Vergleich zum Vorbefund.

Nur diese Veränderung zeigt uns, dass ein Patient tatsächlich immunologisch auf ein bestimmtes Präparat reagiert. Man muss heute das »Prinzip Hoffnung« durch gezielte Untersuchungen ersetzen!

Abbildung 6 zeigt die typischen Veränderungen des Differentialblutbildes unter ISCADOR® spezial, hier bei einem Patienten unter Chemotherapie.

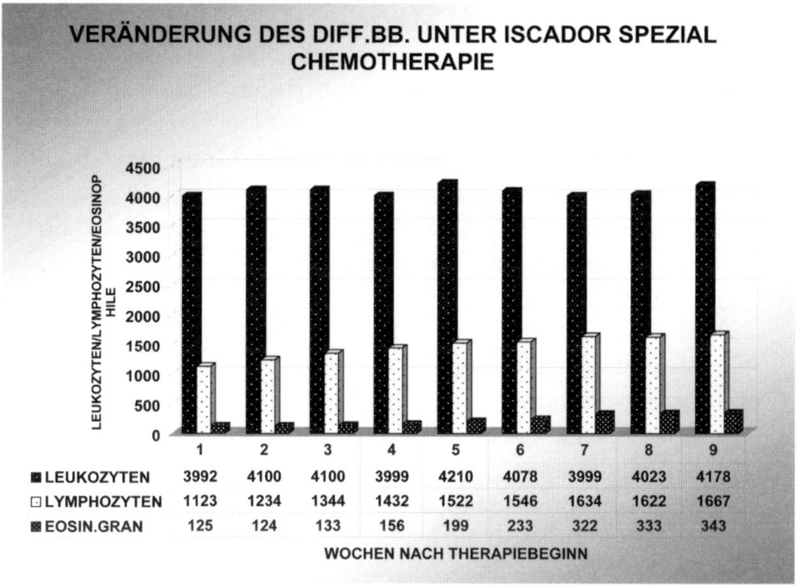

Abbildung 6

Hier steigen die Leukozyten von 3992 auf 4178, immerhin bleiben sie quasi unter der Misteltherapie stabil, eine Leukopenie kann vermieden werden.

Die Lymphozyten steigen trotzdem von 1123 auf 1667 an, gleichzeitig die eosinophilen Granulozyten von 125 auf 343.

Es bedarf einer Erklärung, warum in das Blutuntersuchungsprogramm die eosinophilen Granulozyten aufgenommen worden sind.

Wir verdanken dies einem Hinweis von Hans Broder von Laue, Klinik Öschelbronn, der vor einigen Jahren darauf aufmerksam gemacht hat, dass die eosinophilen Granulozyten bei einigen Krebspatienten massiv stimuliert werden und dass dies mit einer Verbesserung der Prognose einhergeht.

Wahrscheinlich stellen die eosinophilen Granulozyten eine

archaische Form von Abwehrzellen dar, die erste Stufe der Abwehr. Vielleicht kann man es vergleichen mit dem Stammhirn, das letztlich vom Großhirn überlagert wurde; so haben sich die verschiedenen differenzierten T-Lymphozyten spezialisiert und die Funktion des eosinophilen Granulozyten auf einfachere Abwehrvorgänge reduziert.

Nachgewiesen ist jedoch die protektive Wirkung der Eosinophilie bei folgenden Tumoren:

1) Ovarialkarzinom
2) Mammakarzinom
3) Mundhöhlenkarzinom
4) Zervixkarzinom
5) Bronchialkarzinom
6) Kolonkarzinom

Dabei ist es offensichtlich am besten, wenn sowohl eine Gewebs-Eosinophilie als auch eine Blut-Eosinophilie vorhanden sind.

Bezüglich der Gewebs-Eosinophilie empfiehlt es sich, mit dem Pathologen zusammenzuarbeiten, bei dem die histologischen Präparate der Krebspatienten untersucht werden.

Eine Rücksprache mit den in unserem Bereich arbeitenden Kollegen hat dazu geführt, dass wir in den meisten Fällen eine Aussage über die Tumorinfiltration mit eosinophilen Granulozyten erhalten und so einen Zusatzfaktor für die Prognose der Patienten haben.

Wir wissen dann, wenn wir durch die Misteltherapie eine Blut-Eosinophilie erreichen, dass die Prognose des Patienten dadurch verbessert wird.

Wir empfehlen, dem Patienten mitzuteilen, dass seine eosinophilen Granulozyten unter der Misteltherapie ansteigen, da beim nächsten Besuch bei einem anderen Kollegen oder bei einer Kontrolle im Krankenhaus sonst eine Parasitendiagnostik bzw. eine Allergiediagnostik bei dem Patienten durchgeführt wird. Die Erhöhung der eosinophilen Granulozyten über die Normwerte hinaus ist neben der Veränderung des TPA-Tumormarkers der einzige Laborwert beim Krebspatienten, die unter einer Misteltherapie verändert werden.

Die Veränderung des TPA, des tissue peptid antigen, ist verständlich, da es durch die Gewebsreizung, also durch die fleckförmige Rötung im Bereich der Injektionsstelle, zu einer Gewebsirritation kommen kann, die zu einem fälschlichen Anstieg dieses heute veralteten Tumormarkers führen kann. Anzumerken ist, dass kein weiterer Tumormarker unter einer Misteltherapie fälschlicherweise erhöht wird.

Die eosinophilen Granulozyten beinhaltet in ihren Granula lytische Enzyme und ein zytotoxisches Protein, das wiederum für weitere immunologische Vorgänge sorgt.

Offensichtlich kann der eosinophile Granulozyt Abwehrfunktionen durch seine lytischen Granula leisten, weiterhin initiiert er an dem Angriffsort, zum Beispiel an einer Metastase, eine Entzündungsreaktion durch seine weiteren Inhaltsstoffe, die dann weitere Immunvorgänge im Sinne einer Immunkaskade freisetzen.

Insofern ist dieser eosinophile Granulozyt eine sehr wichtige Blutzelle, die nicht nur bei allergischen Vorgängen, sondern auch bei Tumorpatienten eine wichtige Funktion hat.

Im Blut beträgt der Anteil der eosinophilen Granulozyten nur 2 bis 4% der weißen Blutkörperchen, kann aber auf bis zu 12% unter der ISCADOR®-Therapie ansteigen.

Die eosinophilen Granulozyten sind rasch beweglich, sie können ins Gewebe einwandern und sind sogar zur Phagozytose fähig.

Heute weiß man, dass eine große Heterogenität der Eosinophilen in Bezug auf die Dichte ihrer Granula und ihrem Aktivierungsgrad besteht.

Wir haben Hinweise darauf, dass der Aktivierungsgrad des eosinophilen Granulozyten unter einer Misteltherapie zunimmt. Wir haben auf dieser Zunahme einen Test gegründet, der die Wirksamkeit bestimmter Mistelpräparate an der Degranulierung des eosinophilen Granulozyten misst.

Abbildung 7 zeigt, dass die Prognose des Patienten direkt an der Reaktion der eosinophilen Granulozyten abgelesen werden kann. Eine Absolutzahl von unter 200 eosinophilen Granulozyten geht in einem Score von 100 = sehr gut bis 600 = sehr schlecht mit der schlechtesten Prognose (600) einher. Überschreiten die eosinophilen Granulozyten einen Absolutwert von 600, sodass man tatsächlich von einer Eosinophilie sprechen kann, ist die Prognose des Patienten ganz ausgezeichnet (100).

Wenn wir die Erfolge bei unseren Krebspatienten nach 18 Jahren Praxistätigkeit analysieren, ist auffallend, dass Tumorrückbildungen, Metastasenrückbildungen und insgesamt der therapeutische Erfolg insbesondere bei den Patienten gegeben war, bei denen über lange Zeit eine Blut-Eosinophilie unter der Misteltherapie erreicht werden konnte.

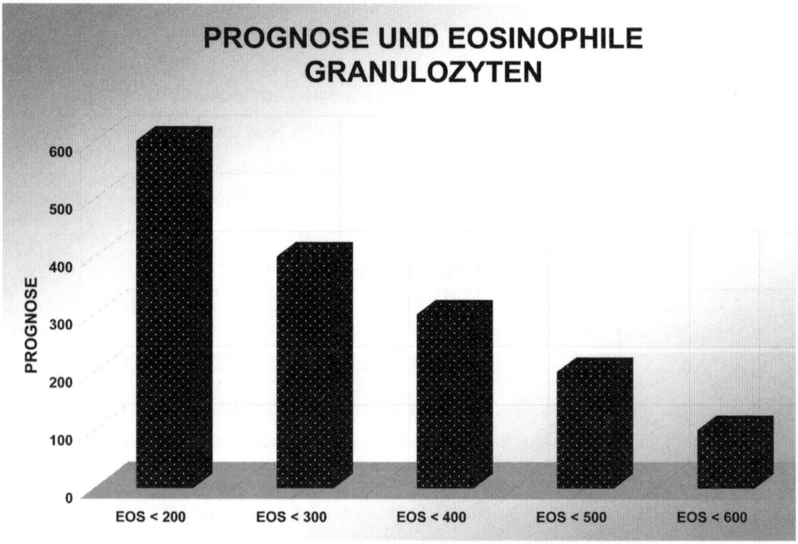

Abbildung 7

Insgesamt ist zusammenzufassen, dass das Differentialblutbild ein wichtiger Hinweis auf die Stimulation der Abwehr darstellt. Es handelt sich um eine leicht zu interpretierende Untersuchung, die kostengünstig ist und bei den meisten Krebspatienten im Verlauf der Nachsorge sowieso regelmäßig anfällt.

Der Interleukin-2-Rezeptor

Wie oben ausgeführt, haben wir lange nach einem Immunparameter gesucht, der leicht interpretierbar und kostengünstig durchzuführen ist und gleichzeitig eine Therapiesicherheit bezüglich unserer Mistelpräparate verspricht. Wir glauben heute, diesen Wert in der Bestimmung des Interleukin-2-Rezeptors gefunden zu haben.

Das Zytokin IL-2 und sein Rezeptor (IL-2-R) stellen ein gut charakterisiertes Ligand-Rezeptor-System dar, dem eine ganz wichtige Bedeutung innerhalb des Immunsystems zukommt.

Während die Spezifität einer zellulären Immunreaktion durch den T-Zell-Rezeptor gegeben ist, bestimmt Interleukin-2 hauptsächlich die Dauer und Stärke der Immunantwort.

Interleukin-2 ist ein Glykoprotein aus 133 Aminosäuren. Unter physiologischen Bedingungen wird Interleukin-2 von antigenaktivierten CD4-positiven T-Zellen sezerniert.

Die Regulation der Interleukin-2-Produktion unterliegt einem komplizierten Zusammenspiel verschiedener Faktoren. Verschiedene Immunsuppressiva, wie zum Beispiel das Zyklosporin, greifen in den komplizierten Regulationsmechanismus ein und verhindern die Produktion von IL-2.

Neben seiner Wirkung als Wachstums- und Proliferationsfaktor auf verschiedenen T-Zellen-Populationen hat Interleukin-2 noch eine Reihe anderer Funktionen im komplexen Immungeschehen, von denen nur manche schon verstanden sind.

So führt Interleukin-2 zusammen mit seinem Rezeptor zu

einer Proliferation und Antikörperbildung von B-Zellen, es führt zu einer Aktivierung von Monozyten und Makrophagen und ist an der Ausreifung junger Thymozyten beteiligt. Besondere Bedeutung hat jedoch die ihm zugeschriebene tumorizide Wirkung.

Über die Induktion anderer tumorizider Zytokine wie Interferon-γ und IL-2 und andere, aber auch über die Aktivierung von natürlichen Killerzellen und der so genannten lymphokinaktivierten Killerzellen wird diese tumorizide Wirkung vermittelt.

Der Interleukin-2-Rezeptor ist ein Membran-Rezeptor-Komplex, an dessen Bildung drei verschiedene Untereinheiten beteiligt sind, die insgesamt kompliziert aufgebaut und sehr störanfällig sind.

Insgesamt stellt der Interleukin-2-Rezeptor ein Maß für die Immunstimulation der Abwehrzellen dar, er ist deshalb für uns ein ganz wichtiger Parameter für die suffiziente Dosierungseinstellung der Misteltherapie geworden.

Wir haben bei 1000 Patienten, bei denen der gesamte Immunstatus durchgeführt worden ist, den Interleukin-2-Rezeptor ausgewertet.

Bei der Bestimmung des gesamten Immunstatus wird der Interleukin-2-Rezeptor immer mit bestimmt. Gezeigt hat sich, dass immer dann das gesamte Immunsystem aktiviert war, wenn hohe Werte für den Interleukin-2-Rezeptor gefunden wurden.

Der Interleukin-2-Rezeptor ist deswegen für uns wichtig geworden, weil er über den Aktivierungszustand der Zellen aussagt, nicht nur eine numerische Zählung der Zellen durchgeführt wird. Man muss davon ausgehen, dass, bevor der Patient eine Krebskrankheit erworben hat, ebenfalls ein Immunsystem vorhanden war. Dieses Immunsystem war jedoch inkompetent, nur so konnte dem Organismus die Bildung bösartiger Zellen entgehen. Eine reine Vermehrung dieser immuninkompetenten Zellen würde jedoch keine immunologische Verbesserung darstellen.

Der Blick hin auf Werte, die uns über eine Stimulation der vorhandenen Zellen berichten, ist wesentlicher, als nur auf die Bildung absoluter Zellzahlen hinzuwirken.

Bezüglich des Interleukin-2-Rezeptors handelt es sich um eine Untersuchung, die in jedem größeren Labor durchgeführt werden kann; die Kosten liegen zwischen 30 und 40 DM, insofern liegen sie im Bereich der Tumormarker. Sie haben aber eine deutlich höhere Trefferquote als die Tumormarker, die ja summarisch mit 50% angesiedelt wird.

Abbildung 8 zeigt den typischen Anstieg des Interleukin-2-Rezeptors unter ISCADOR® spezial. Hier steigt dieser Rezeptor von 890 auf 2545 nach 12 Wochen Therapie. Unter Chemotherapie sehen wir einen ähnlichen Anstieg, ebenfalls

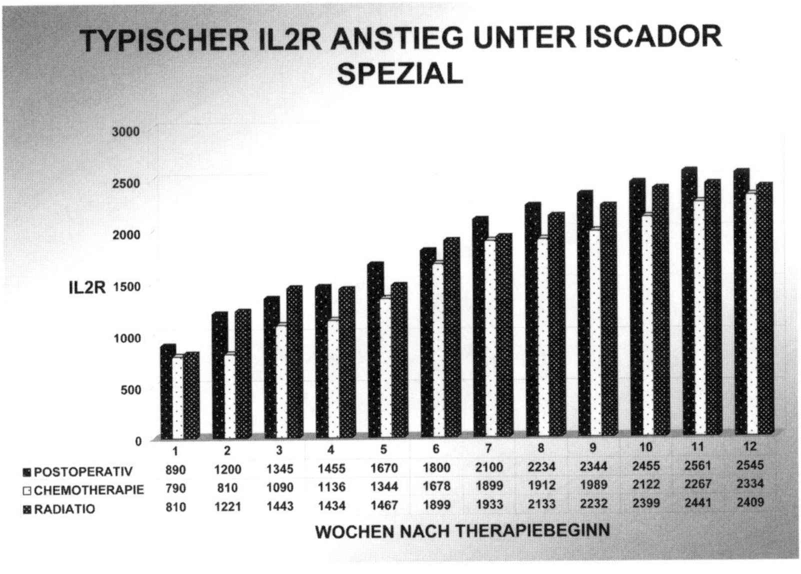

	1	2	3	4	5	6	7	8	9	10	11	12
POSTOPERATIV	890	1200	1345	1455	1670	1800	2100	2234	2344	2455	2561	2545
CHEMOTHERAPIE	790	810	1090	1136	1344	1678	1899	1912	1989	2122	2267	2334
RADIATIO	810	1221	1443	1434	1467	1899	1933	2133	2232	2399	2441	2409

Abbildung 8

unter Bestrahlungstherapie, die Schnelligkeit des Anstiegs ist etwas unterschiedlich, das generelle Ergebnis jedoch ist unverändert.

Nach meiner Kenntnis gibt es zwei verschiedene Laborwege, den Interleukin-2-Rezeptor zu bestimmen. Bei einer Laboruntersuchung liegen die Normwerte zwischen 1050 und 4800, hier würden wir den Interleukin-2-Rezeptor bei 2500 als Wunschziel ansiedeln. Bei einer anderen Labormethode liegen die Normwerte zwischen 300 und 900, hier würden wir einen Zielwert von 600 postulieren.

Abbildung 9 zeigt zwei Patienten mit einem Rektumkarzinom unter einer Radiochemotherapie mit 5-Fluoruracil und einer Peritoneal-Bestrahlung bei bestehenden Peritoneal-Metastasen.

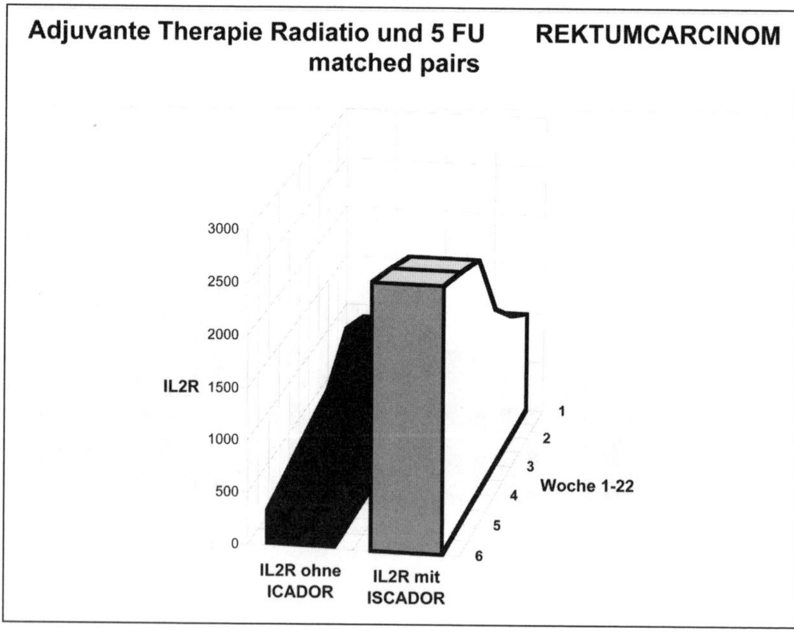

Abbildung 9

Patient 1 ohne ISCADOR® spezial zeigt ein deutliches Immundefizit schon zu Beginn der Chemotherapie, das sich durch die Behandlung noch verstärkt. Patient 2 beginnt ungefähr auf dem gleichen Niveau des Interleukin-2-Rezeptors, erfährt jedoch eine Immunstimulation durch die ISCADOR®-Behandlung und liegt nach 22 Wochen fast im gewünschten Normbereich.

Aus der Praxis lässt sich berichten, dass die Überlebenszeit der Patienten sich um ein Jahr unterschieden hat, die zusätzliche Mistelbehandlung des zweiten Patienten also einen großen Benefit für diesen Patienten darstellte.

Leider hatte der erste Patient dem behandelnden Arzt geglaubt und während der Chemotherapie keine Misteltherapie durchgeführt, die Chemotherapie wurde aber praktisch bis zum Totenbett durchgeführt, sodass dieser Patient nicht zu einer begleitenden Misteltherapie kam.

Für unsere Praxis betrachtet wäre heute die Therapie ohne begleitende Interleukin-2-Rezeptor-Untersuchung für uns undenkbar, weil es sich hier um eine einfach zu interpretierende Untersuchung handelt, die leicht durchzuführen, kostengünstig und in ihrem Aussagewert vermittelbar ist.

Fakultativ: LTT und Immunstatus

Abbildung 10 zeigt einen weiteren Test, der die Stimulation der körpereigenen Lymphozyten des Patienten zeigt. Beim Lymphozytentransformationstest wird die Reaktion der isolierten Lymphozyten auf fünf verschiedene Mitogene geprüft, die auf diesen Reiz reagieren müssen mit dem Einbau von radioaktivem H3-Thymidin. Eine erhöhte Stimulationslage zeigt eine Verbesserung der Stimulation der Abwehrzellen gegen Krebszellen an.

Es handelt sich um einen sehr genauen Test, der jedoch in

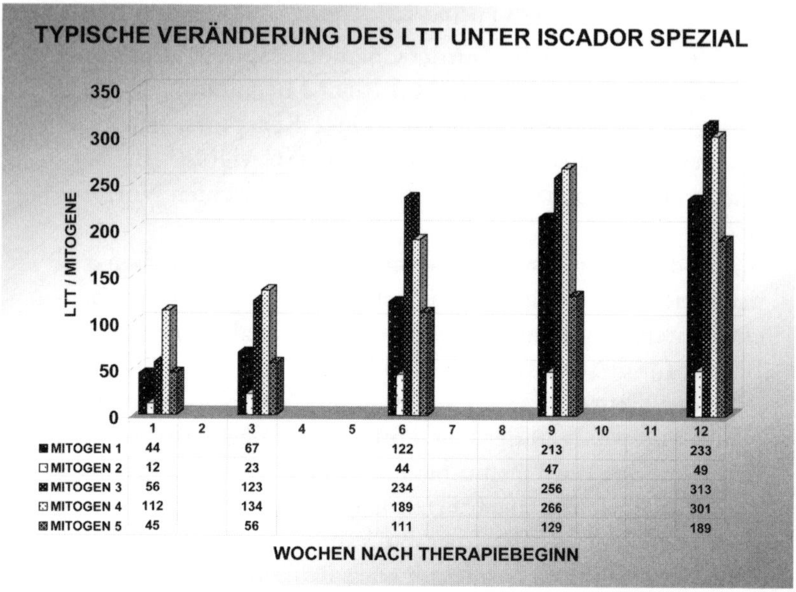

Abbildung 10

einem sehr guten Labor durchgeführt werden muss, um Laborfehler zu vermeiden, und er ist mit ca. 350 bis 500 DM, je nach Labor, sehr teuer und kann nicht mehr routinemäßig in der Diagnostik angewendet werden, insbesondere nicht alle sechs Wochen, wie es zu Beginn einer Immuntherapie wie mit ISCADOR® Qu / M spezial notwendig wäre.

Abbildung 10 zeigt die typische Veränderung des Lymphozytentransformationstest unter ISCADOR® spezial, wobei fünf verschiedene Mitogene aufgeführt sind, die unterschiedlich stark auf die Behandlung reagieren. Insgesamt ist es so, dass meistens nicht alle der eingesetzten Mitogene reagieren, sodass man einen durchschnittlichen Score bildet und den schlechtesten Wert der Immunstimulation streichen darf.

Das Gleiche gilt für den Immunstatus mit der Bestimmung der T4-Helferzellen, der T8-Suppressorzellen und der Natural-Killer-Zellen. Diesen Test haben wir in der Vergangenheit relativ häufig durchgeführt, er hatte jedoch eine Fehlermöglichkeit, die darin bestand, dass eine reine Zählung immunkompetenter Zellen nicht unbedingt mit einer Vermehrung der immunologischen Kompetenz einhergehen muss. So haben wir in der Vergangenheit erlebt, dass ein Immunstatus sich von sehr schlechten Werten auf Normalwerte oder sogar sehr gute Werte gebessert hatte und trotzdem kurz danach ein Rezidiv bzw. eine Metastasierung eintrat. Dies kann man nur so interpretieren, dass nur die Zahl der immuninkompetenten Zellen gesteigert wurde, jedoch nicht die immunologische Kompetenz.

Die Bestimmung des vollständigen Immunstatus kostet je nach Labor um 300 DM. Auch diese Untersuchung ist für kurzfristige Kontrollen routinemäßig nicht mehr einzusetzen, wir verwenden sie noch in besonderen Fällen, wenn zum Beispiel eine große immunologische Erschöpfung des Patienten vorliegt nach einer lang dauernden Chemotherapie oder nach einer Hochdosis-Chemotherapie, bei der ebenfalls sehr vorsichtig vorgegangen werden muss.

Abbildung 11 zeigt die typischen Veränderungen des Immunstatus unter ISCADOR® Spezial mit einem Anstieg der T4-Helferzellen, einer Reduktion der T8-Suppressorzellen und einem Anstieg der Natural-Killer-Zellen.

Was bringen nun diese Untersuchungen insgesamt? Wir haben einmal dargestellt (Abbildung 12), wie viel Zeit in der Krebstherapie mit einer suffizienten Immunstimulation gespart werden kann.

Dargestellt ist, dass, wenn nur nach den Richtlinien der Weleda AG vorgegangen wird, wir im Durchschnitt neun Monate brauchen, bis eine suffiziente Immunstimulation erreicht worden ist, das heißt indem wir verschiedene Serien beim Patienten ausprobieren, auf seinen Temperaturrhyth-

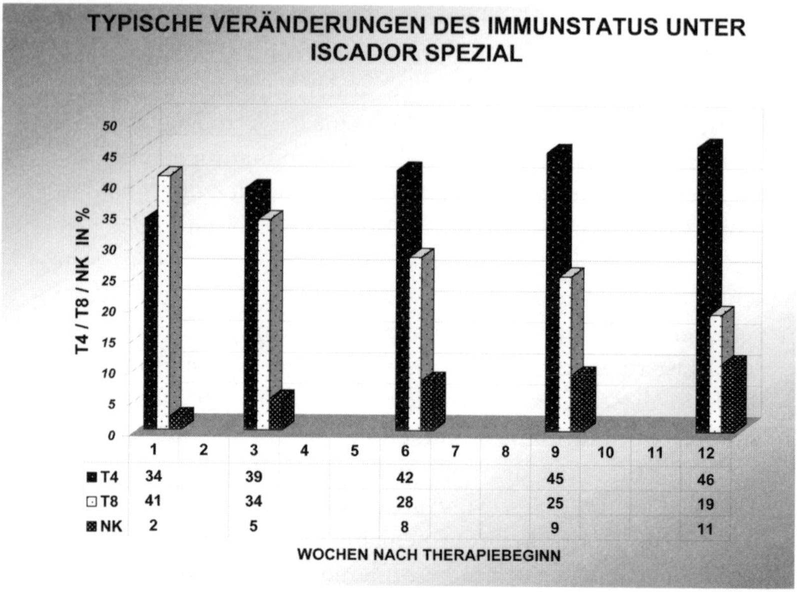

Abbildung 11

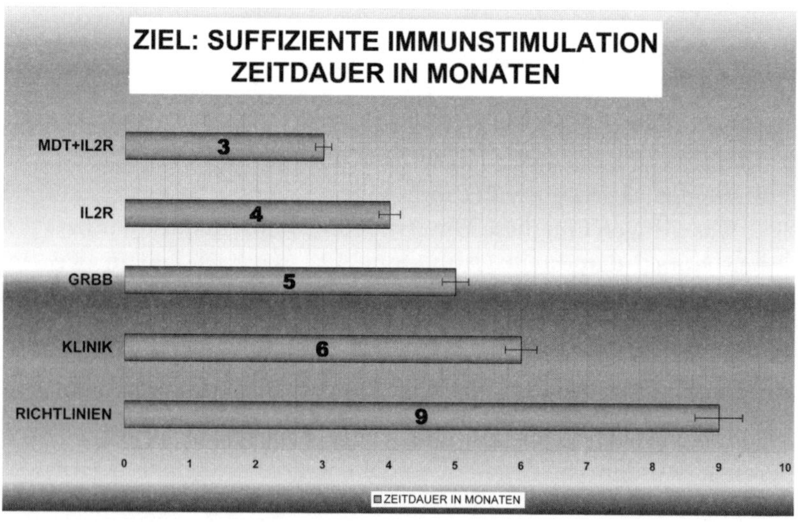

Abbildung 12

mus, seine Befindlichkeit, seinen Schlaf und seinen Appetit und weitere Kriterien achten. Nimmt man klinische Erscheinungen wie Verlauf des Tumormarkers, Reduktion der Beschwerden während einer Chemotherapie oder einer Bestrahlungstherapie und ähnliche Erscheinungen dazu, kann man diese Zeit auf sechs Monate verkürzen. Die regelmäßige Bestimmung des Differentialblutbildes verbessert die Zeit auf fünf Monate, während die Bestimmung des Interleukin-2-Rezeptors doch immerhin nach vier Monaten bereits eine suffiziente Immunstimulation erreichen lässt.

Führt man einen so genannten Misteldifferenzierungstest durch, der anhand der Degranulierung der eosinophilen Granulozyten anzeigt, auf welches Mistelpräparat der Patient insbesondere reagiert, lässt sich diese Zeit auf drei Monate verkürzen. Im nächsten Band der *Beiträge zur Krebstherapie* im Verlag Urachhaus (Band VI) wird dieser Test näher beschrieben werden.

Immunmodulation

Bei der Bestimmung des Interleukin-2-Rezeptors muss Folgendes beachtet werden: Sowohl ein zu niedriger Interleukin-2-Rezeptor unter der Therapie stellt einen negativen Prognosefaktor dar, aber auch eine Erhöhung des Interleukin-2-Rezeptors über die obere Normgrenze hinaus zeigt in der Regel eine Progredienz der Tumorerkrankung an.

Wir haben viele Patienten erlebt, bei denen ein ständiger Rückgang des Interleukin-2-Rezeptors trotz Therapie das erste Anzeichen für eine Metastasierung war, lange bevor zum Beispiel klinische Erscheinungen oder Veränderungen des Tumormarkers gesehen werden konnten.

Zum anderen haben wir Patienten, bei denen schon primär der Interleukin-2-Rezeptor weit über der oberen Normgrenze lag und die klinisch noch kein Rezidiv oder eine Metastasierung hatten, bei denen die Abklärung dieses überhöhten immunologischen Befundes zum Beispiel mittels einer PET-Untersuchung dann ein Rezidiv anzeigte.

Man muss also, wie Abbildung 13 zeigt, von einem Januskopf der immunologischen Wertung beim Interleukin-2-Rezeptor ausgehen. Die Therapie sollte sich im Normbereich bewegen; sowohl eine Unterschreitung als auch eine Überschreitung des Normbereiches zeigt eine Progredienz des Tumorleidens an.

Bezüglich der Hautreaktionen und des immunologischen Erfolges kann gesagt werden, dass (siehe Abbildung 14) eine Hautreaktion bis 5 cm Durchmesser auch einen Erfolg bezüglich der immunologischen Behandlung erwarten lässt. Hautreaktionen unter 3 cm und über 5 cm zeigen keinen guten immunologischen Erfolg und sind insoweit auch prognostisch zu werten.

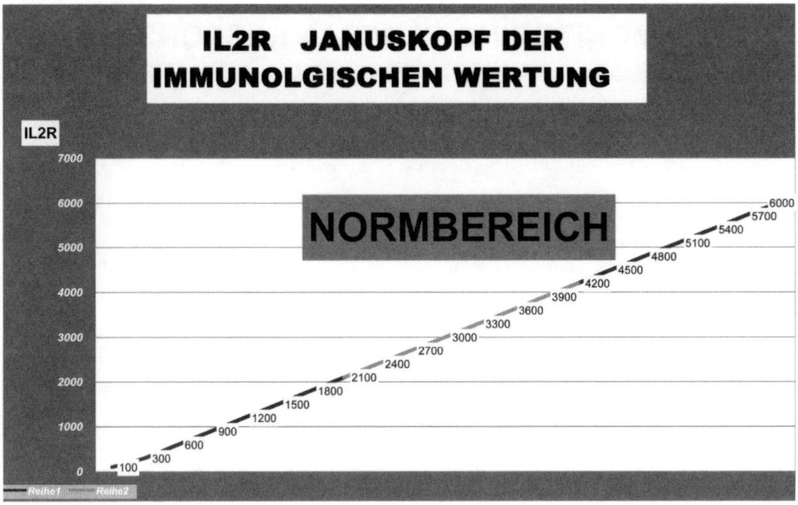

Abbildung 13

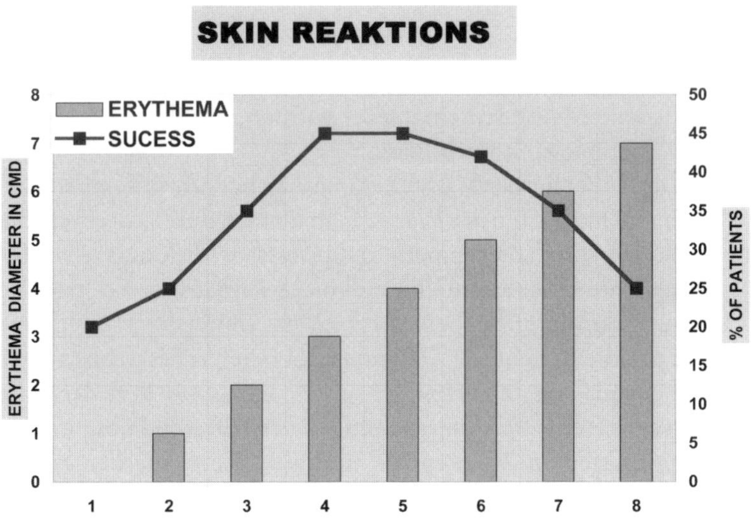

Abbildung 14

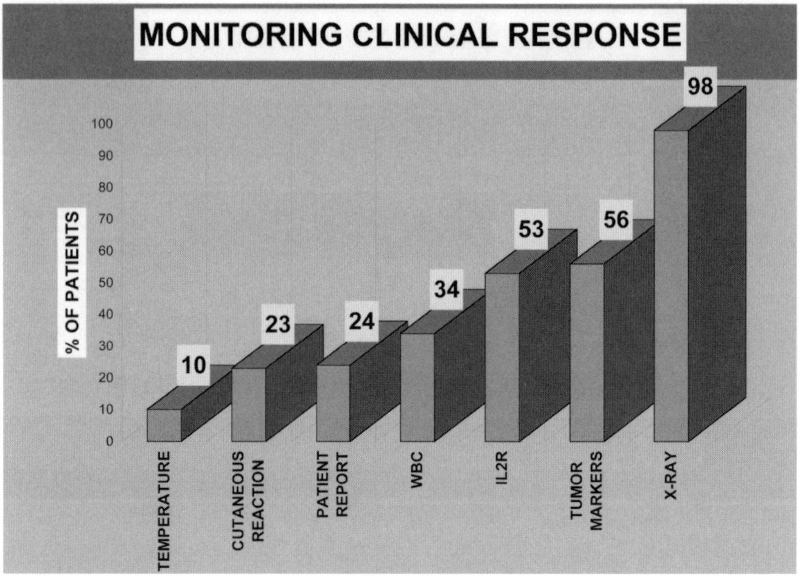

Abbildung 15

Abbildung 15 zeigt eine weitere Untersuchung, bei der verschiedene Methoden eingesetzt wurden, um das Ansprechen der Therapie zu kontrollieren.

Die früher bei der Misteltherapie durchgeführte Temperaturuntersuchung ist in der Praxis nicht einfach durchzuführen. Sie ist zudem durch die temperatursuppressive Wirkung vieler Medikamente sehr störanfällig und nicht sehr aussagekräftig. Die Hautreaktion reicht ebenfalls zur Beurteilung der Misteltherapie aus, die Berichte des Patienten über die Verbesserung seiner Lebensqualität sind erfreulich, aber auch nur in 24% der Fälle zu verwerten. Die Untersuchungen des Differentialblutbildes, des Interleukin-2-Rezeptors und der Tumormarker zeigen schon bessere Ergebnisse, das Röntgen natürlich zeigt die besten Ergebnisse, ist jedoch als Spätmethode zu werten.

Wichtig bei den Blutuntersuchungen und bei den Tumormarkern ist, dass die Veränderungen beachtet werden. Bei den Tumormarkern insbesondere die Tatsache, dass ein Tumormarker nur dann aussagekräftig ist, wenn er vor der Operation, das heißt solange der Tumor noch im Patienten war, bestimmt wurde. War der Tumormarker dann erhöht, kann man mit hoher Wahrscheinlichkeit davon ausgehen, dass keine Metastasierung und kein Rezidiv eintritt, solange dieser Wert im Normbereich ist. Nach einer radikalen Prostatektomie zum Beispiel sollte das PSA innerhalb der Fehlergrenze 0 sein. Ist diese Untersuchung versäumt worden – und dies ist in mindestens 50% der Kliniken der Fall, die diesen Wert erst postoperativ untersuchen –, sinkt die Trefferquote des Tumormarkers von 90% auf 50% ab.

Noch um das Jahr 1980 wurde behauptet, dass die Misteltherapie genauso wirksam wäre wie die Injektion von destilliertem Wasser. Heute wird behauptet, dass eine Misteltherapie dem Patienten massiv schaden könnte, und manche Forscher gehen so weit, vor der Anwendung der Misteltherapie überhaupt zu warnen.

Wir haben uns in unserer Praxis (Abbildung 16) bei unseren vielen Tumorpatienten natürlich die Frage gestellt, ob wir diesen vielen Menschen durch die Anwendung der Misteltherapie in irgendeiner Weise schaden könnten, und haben nach 17 Jahren Praxis einmal Bilanz gezogen.

Es handelt sich (Abbildung 17) um eine rein subjektive Wertung der Ergebnisse, wobei wir feststellen müssen, dass uns die Erfahrungen, die wir mit unseren Patienten gemacht haben, weitaus wichtiger sind als eine klinische Studie, die von irgendeiner Seite gemacht wird und die nicht auf unseren eigenen Erkenntnissen beruht.

Von 2443 Patienten, die wir in dieser Zeit betreut haben, können wir bei 1223 erfreulicherweise feststellen, dass sie nach einer Beobachtungszeit von über zehn Jahren als geheilt betrachtet werden müssen. Wir haben extra diese lange Beobach-

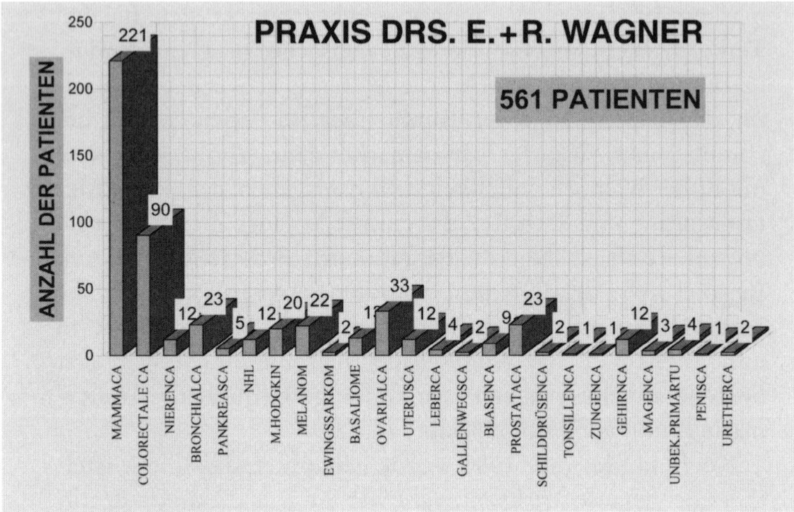

Abbildung 16

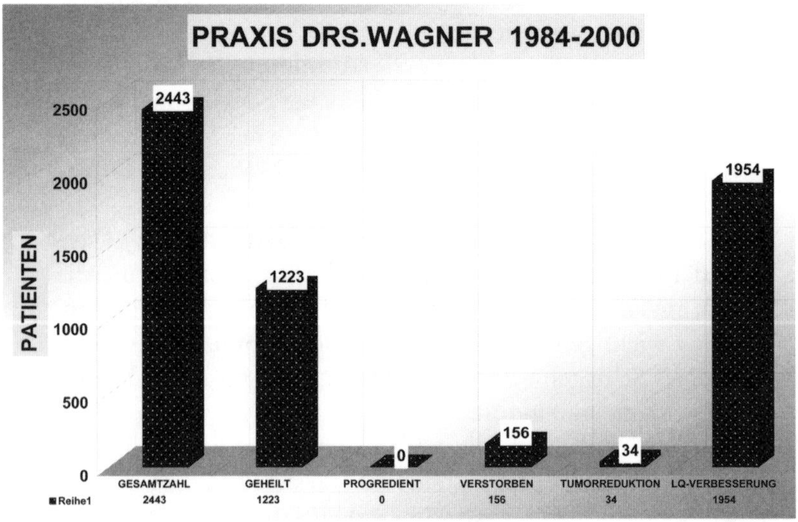

Abbildung 17

tungszeit gewählt, um wirklich von Heilung sprechen zu können. Bei den meisten Karzinomen erscheinen uns fünf Jahre als zu kurz.

In dieser Zeit sind 156 Patienten verstorben, bei 34 Patienten konnten wir eine deutliche Tumorreduktion feststellen. Bei keinem Patienten hatten wir den Eindruck, dass die Erkrankung durch eine Misteltherapie progredient gewesen ist; natürlich hatten wir Patienten, die trotz Misteltherapie weiter progredient waren, dies trifft aber auch auf die gleichzeitig durchgeführte schulmedizinische Therapie zu. Bei immerhin 1954 Patienten konnte die Lebensqualität deutlich verbessert werden.

Dies waren alle Patienten in einem metastasierenden Stadium, wo es für die verbleibende Zeit um die Verbesserung der Lebensqualität einschließlich Zunahme des Gewichtes, Verbesserung des Appetites, Reduzierung des Brechreizes, Reduzierung von Schmerzen und so weiter ging. Diese Bilanz ist für uns sehr wichtig und zeigt doch an, dass die »Gefährlichkeit« der Misteltherapie nach unseren Erfahrungen nicht besteht.

Wurde doch (wie weiter oben ausgeführt) in jüngster Zeit behauptet, dass die Überstimulation von Interleukin-6 zu einer Progression der Karzinome führen könnte. Weil im Reagenzglas unter Interleukin-6-Zusatz Tumorzellen schneller wachsen, wird nun eine Gefährlichkeit der Misteltherapie postuliert.

Wir haben in unserer Praxis bei einer Vielzahl von Patienten eine Bestimmung des Interleukin-6-Spiegels vor Beginn der Therapie und bis zu neun Monate nach Therapie durchgeführt. Abbildung 18 zeigt die Ergebnisse bei 39 Patienten. Bei keinem dieser Patienten lässt sich nach neun Monaten Therapie, zum Teil einer hochdosierten Therapie mit ISCADOR®-Infusionen, eine Überstimulation von Interleukin-6 zeigen. Es gibt jedoch eine Reihe von Patienten mit primär erhöhten Interleukin-6-Spiegeln, zum Beispiel bei Patienten mit Ovarial- und Nierenkarzinomen, die unter der begleitenden Mistelbehandlung in den Normbereich kamen.

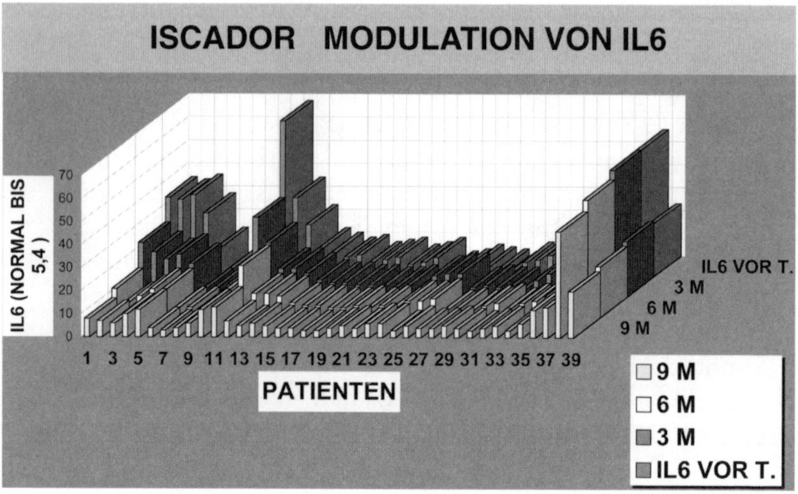

Abbildung 18

Wir stellen also hiermit fest – und haben dies bei jetzt 100 Patienten untersucht –, dass von einer Überstimulation des Interleukin-6 keine Rede sein kann; es handelt sich bei der Misteltherapie um eine modulierende Wirkung, nicht um eine immer stimulierende Wirkung.

Diese modulierende Wirkung der Misteltherapie haben wir nicht nur für das Interleukin-6, sondern auch für verschiedene andere Zytokine dargestellt. Abbildung 19 zeigt die modulierende Wirkung auf Interleukin-10, Interleukin-2, Interleukin-6, Interferon alpha und Interferon gamma. Bei allen Patienten (hier waren es jeweils zehn Patienten) waren die entsprechenden Zytokinspiegel vor Beginn der Therapie erhöht und kamen im Verlauf der Therapie in unterschiedlicher Schnelligkeit in den Normbereich.

Eine weitere Untersuchung bezüglich der Modulation der Misteltherapie wurde für folgende Parameter durchgeführt:

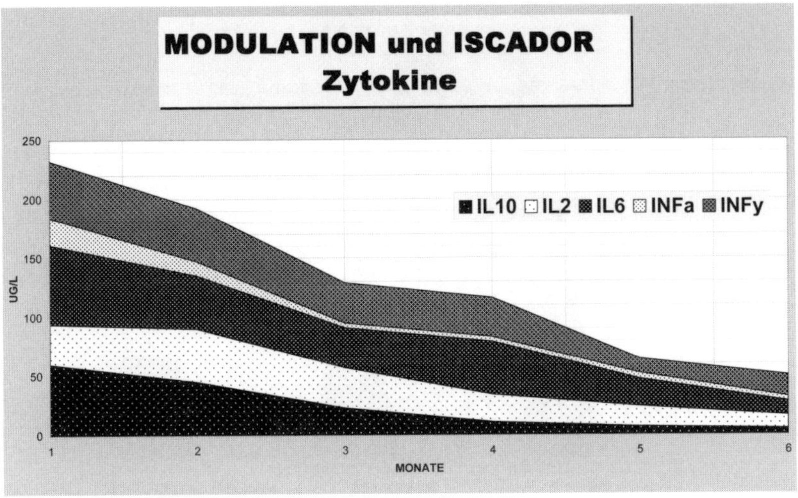

Abbildung 19

1) ICAM 1
2) Melatonin
3) Neopterin
4) Interleukin-2-Rezeptor

Bei all diesen Untersuchungen handelt es sich um Immununtersuchungen, bei denen sowohl eine Unterschreitung als auch eine Überschreitung der Normwerte zu einer Progredienz der Erkrankung führen könnte.

Weitere Untersuchungen zeigen, dass unter einer Therapie mit ISCADOR® spezial die Immunzellen Krebszellen in In-vitro-Versuchen schneller finden (Abbildung 20). Hier zeigt sich auch insbesondere die deutliche Wirkung einer ISCADOR®-Infusion.

Abbildung 21 zeigt, wie viel Prozent von Immunzellen eine Tumorzelle finden; auch hier ist die ISCADOR®-Infusion wieder überzeugend.

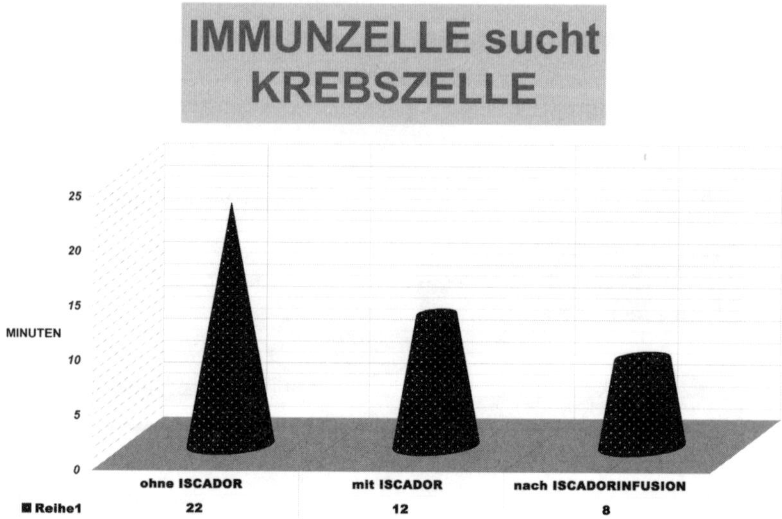

Abbildung 20

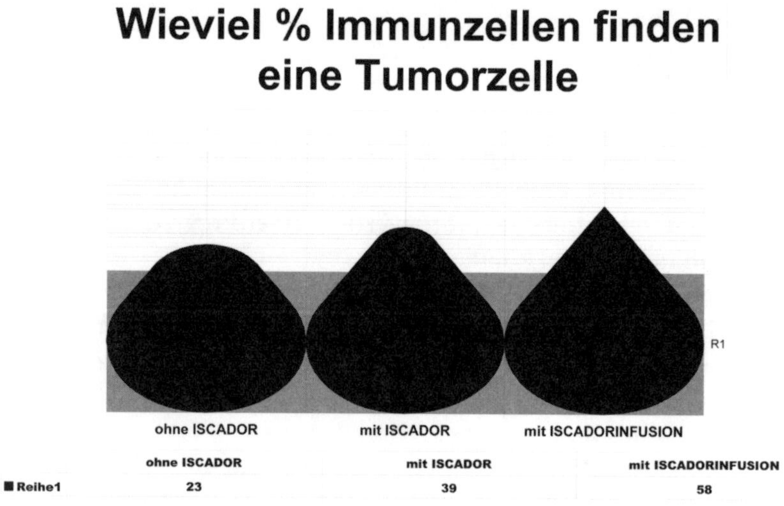

Abbildung 21

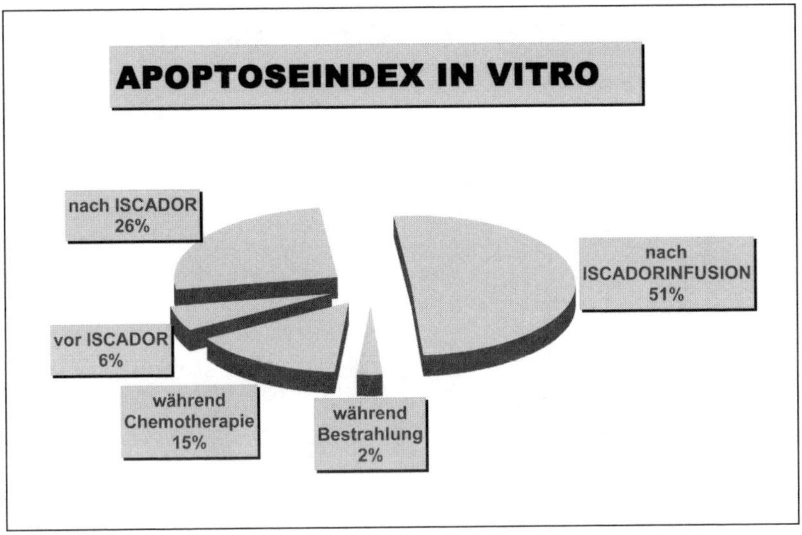

Abbildung 22

Wir haben wie weiter oben beschrieben die apoptotische Wirkung der Misteltherapie untersucht. Abbildung 22 zeigt in einer In-Vitro-Untersuchung, wie viele Zellen unter den verschiedenen Therapien einen apoptotischen Verlauf nehmen.

Auch hier zeigt die ISCADOR®-Infusion einen erstaunlichen Benefit, aber auch die Werte vor ISCADOR®-Therapie und nach ISCADOR®-Therapie sind überzeugend.

Abbildung 23 zeigt, dass unter der ISCADOR®-spezial-Therapie in relativ kurzer Zeit sehr gute immunologische Werte erreicht werden können. Dies ist insbesondere wichtig für Patienten in einem metastasierenden Stadium oder mit sehr schnell progredienten Karzinomen, wie zum Beispiel dem Pankreaskarzinom.

Hier haben wir nicht monatelang Zeit, die richtige suffiziente Therapie zu finden, sondern sind auf eine schnell wirksame Therapie angewiesen.

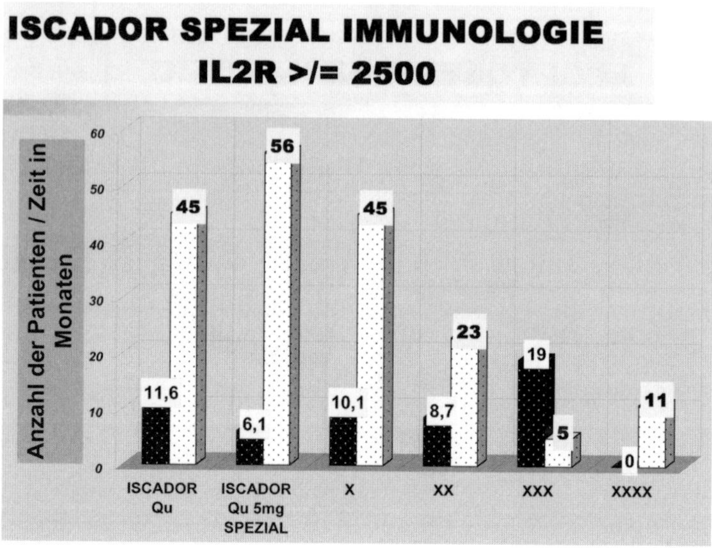

Abbildung 23

Verglichen wurde in dieser kleinen Studie die Wirkung von ISCADOR® Qu mit ISCADOR® Qu 5 mg spezial und mit anderen Mistelpräparaten verschiedener Hersteller, die mit X etc. gekennzeichnet sind.

Auffallend ist, dass bei 45 Patienten unter ISCADOR® Qu-Therapie der suffiziente Immunwert (Interleukin-2-Rezeptor gleich oder über 2500) nach 11,6 Monaten erreicht wurde, während bei 56 Patienten unter ISCADOR® Qu 5 mg spezial diese Zeit auf 6,1 Monate fast halbiert werden konnte. Kein anderes Mistelpräparat erreichte die gleiche Schnelligkeit. Bei einem Mistelpräparat und bei elf damit behandelten Patienten konnte eine Immunstimulation, die wir als suffizient bezeichnen würden, überhaupt nicht erreicht werden.

Es erhebt sich die Frage, ob ISCADOR® mit anderen immunstimulierenden Medikamenten kombiniert werden kann. Abbildung 24 zeigt die Kombination mit Interferon bei 27

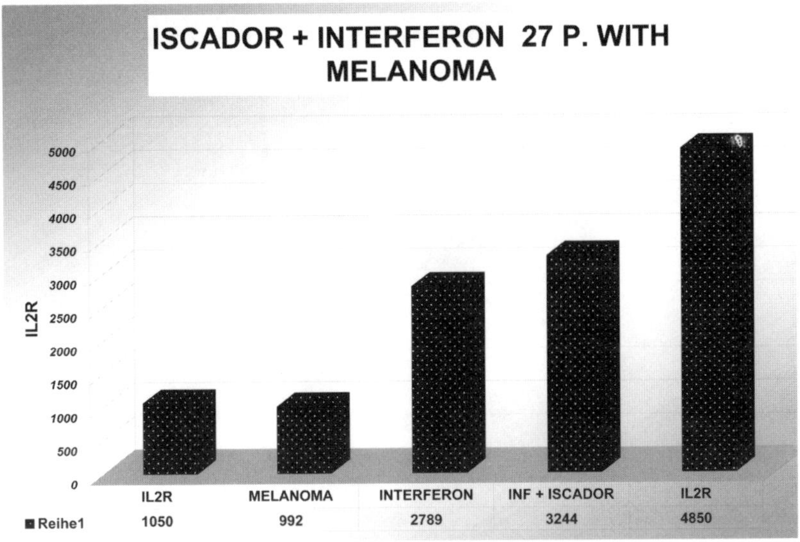

Abbildung 24

Patienten mit einem Melanom. Durchschnittlich hatten diese Melanompatienten vor Beginn ihrer Therapie einen IL2-R-Wert von 992, dieser Wert wurde auf 2789 unter Interferon-Therapie gesteigert, bei zusätzlicher Verabreichung von ISCADOR® stieg dieser Wert auf 3244 an, von einer Überstimulation (über 4850) konnte jedoch keine Rede sein. Die beiden äußeren Säulen markieren den Normbereich des IL-2-Rezeptors.

Eine Kombination mit starken immunstimulierenden Medikamenten, hier speziell Interferon, ist also nicht zu befürchten, da durch die modulierende Wirkung eine Überstimulation vermieden wird.

In jüngster Zeit hat die Immunforschung entdeckt, dass bestimmte Immunzellen als Wächter des Immunsystems betrachtet werden können.
Es handelt sich hier um die so genannten dendritischen Zellen,

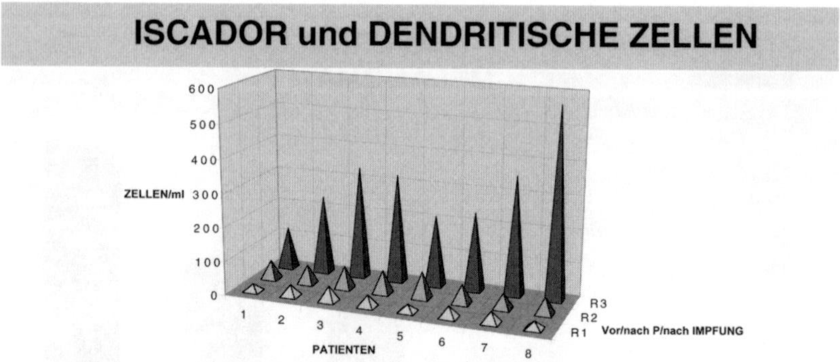

	1	2	3	4	5	6	7	8
□Reihe1	22	34	45	34	23	34	34	23
▩Reihe2	56	56	67	68	78	56	45	49
■Reihe3	123	234	334	323	211	233	354	566

□Reihe1 ▩Reihe2 ■Reihe3

Abbildung 25

deren Vorläuferzellen im Knochenmark noch nicht sicher bestimmt worden sind.
Wir gehen jedoch heute davon aus, dass diese dendritischen Zellen insofern die Wächter des Immunsystems sind, als sie Antigene von Tumorzellen aufnehmen, verarbeiten und durch Kontakt mit immunkompetenten Zellen diesen vermitteln, auf welche Zielzellen sie losgehen sollen.

Eine Therapie mit den dendritischen Zellen würde also eine kompetente Immuntherapie darstellen, sodass nicht nur eine Immunstimulation stattfinden würde, sondern gleichzeitig den immunkompetenten Zellen gezeigt würde, welche Zielzellen sie angreifen sollen. Im Allgemeinen haben ja die Immunzellen bei einem an Krebs erkrankten Patienten ihre Zielzellen aus den Augen verloren.

In jüngster Zeit gab es Berichte über erfolgversprechende Studien, bei denen Tumorzellen mit dendritischen Zellen im elektrischen Feld verschmolzen wurden und als Tumorimpfung den Patienten wieder zurückgegeben wurden.

Es handelt sich jedoch um ein sehr aufwändiges Verfahren, das noch in der ersten Phase der klinischen Prüfung steht.

Wir haben einmal bei unseren Patienten beobachtet, welche Veränderungen der dendritischen Zellen wir wahrnehmen können.

Abbildung 25 zeigt acht Patienten, bei denen wir vor und nach ISCADOR®-Therapie die dendritischen Zellen gemessen haben. Man sieht deutlich, dass in der Reihe 2 (das sind die Patienten mit Misteltherapie) eine Erhöhung der dendritischen Zellen nach Therapie feststellbar ist.

Wir haben Krebszellen aus der Aszites-Flüssigkeit bei Patienten entnommen, diese mit ISCADOR® versetzt und eine Tumorimpfung bei den Patienten vorgenommen, indem wir nach Inkubation mit einer hohen ISCADOR®-Dosis über Stunden diese Zellen wiederum in den Aszites zurückgespritzt haben. In der Reihe 3 sieht man deutlich, dass die dendritischen Zellen extrem zugenommen haben.

Ob sich hieraus eine Art Tumorimpfung wird ableiten lassen, bleibt weiteren Untersuchungen vorbehalten.

Wirkung auf den gesamten Organismus

Temperaturregulation

Die Temperaturregulation ist bei vielen Krebspatienten nachhaltig gestört, es ist geradezu ein Zeichen für einen Krebspatienten, dass er in den letzten Jahren vor Ausbruch seiner Erkrankung keine entzündlichen Erkrankungen, insbesondere kein Fieber hatte.

Die Lösung dieser Starre ist deswegen ein therapeutisches Ziel, bei vielen Patienten kann man das Wiedererstarken der Temperaturregulation unter einer Misteltherapie feststellen.

Abbildung 26 zeigt die Temperaturregulation von 30 Patienten unter ISCADOR®-Serienpackungen, verglichen mit ISCADOR® spezial. Es zeigt sich, dass vier Wochen nach Therapiebeginn sehr viel mehr Patienten eine höhere Temperaturdifferenz zwischen morgendlicher und abendlicher Messung haben als unter der normalen Serientherapie. Gemessen wurde die Temperatur immer frühmorgens vor dem Aufstehen und nachmittags um 17.30 Uhr, nachdem die Patienten eine halbe Stunde geruht hatten, um die Bewegungstemperatur abklingen zu lassen. Viele Krebspatienten, insbesondere solche, die weiterhin ihrer Berufstätigkeit nachgehen, können diese Temperaturmessungen in diesem Rhythmus nicht durchführen, deswegen sind wir zu immunologischen Untersuchungen übergegangen, wie weiter oben ausgeführt.

Die Temperaturregulation kann durch eine ISCADOR®-Infusion sehr viel besser angekurbelt werden. Abbildung 27 zeigt die Werte der ISCADOR®-Infusion mit Spezialpräparaten oder mit Serienpräparaten. Auch hieraus können wir entnehmen, dass viele Patienten auf eine Infusion mit ISCA-

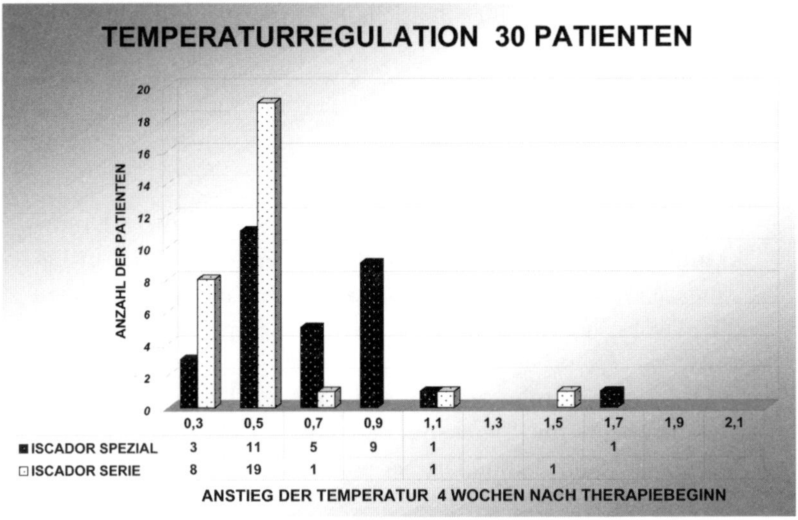

Abbildung 26

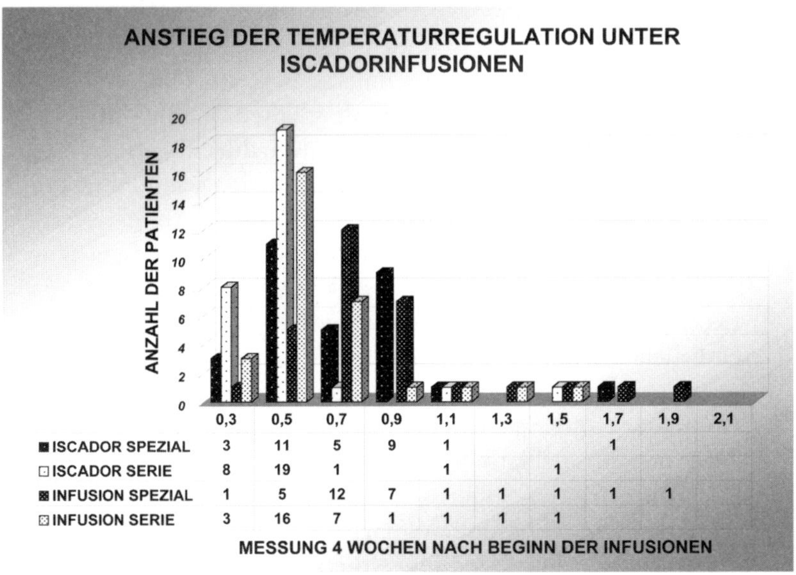

Abbildung 27

DOR® spezial mit einer deutlichen Antwort ihres Wärmeorganismus reagieren.

Lebensqualität

Bei den meisten Krebspatienten ist im Verlauf ihrer Krebskrankheit die Lebensqualität nachhaltig eingeschränkt, insbesondere, wenn sie in ein metastasierendes Stadium kommen oder wenn gleichzeitig eine Chemotherapie durchgeführt wird.

Es ist nun durch viele Untersuchungen bekannt, dass die Misteltherapie die Lebensqualität von Krebspatienten nachhaltig verbessern kann; darüber gibt es eine ganze Reihe klinischer Studien.

Eine solche Studie wurde vom Arbeitskreis Palliativ-Maßnahmen der Deutschen Krebsgesellschaft durchgeführt und im »Fokus Onkologie 3/2000« veröffentlicht. Die Patienten in dieser Studie (Abb. 28) befanden sich in einer palliativen Situation, fast die Hälfte hatte Fernmetastasen, alle Patienten hatten mindestens eine Chemotherapie erhalten. Mithilfe standardisierter Fragebögen wurde die Lebensqualität abgefragt.

Wie aus der Abbildung hervorgeht, leiden viele Patienten massiv unter Übelkeit, Diarrhoe, Verstopfung, Atemstörung, Schlaflosigkeit, Schmerz, Appetitlosigkeit, Erschöpfung (Fatigue) und finanziellen Schwierigkeiten. Zumindestens das Letztere zeigt auch die Normalbevölkerung, hier kann man natürlich auch mit der Misteltherapie keine Verbesserung erreichen. Aus Abbildung 28 geht jedoch hervor, dass sehr viele Parameter von Krebspatienten unter gleichzeitiger Misteltherapie in einer palliativen Situation vergleichbar werden den Symptomen, unter denen die Normalbevölkerung auch leidet. Auffallend ist insbesondere, dass die Erschöpfung (Fatigue) unter einer gleichzeitigen Misteltherapie massiv zurückgeht.

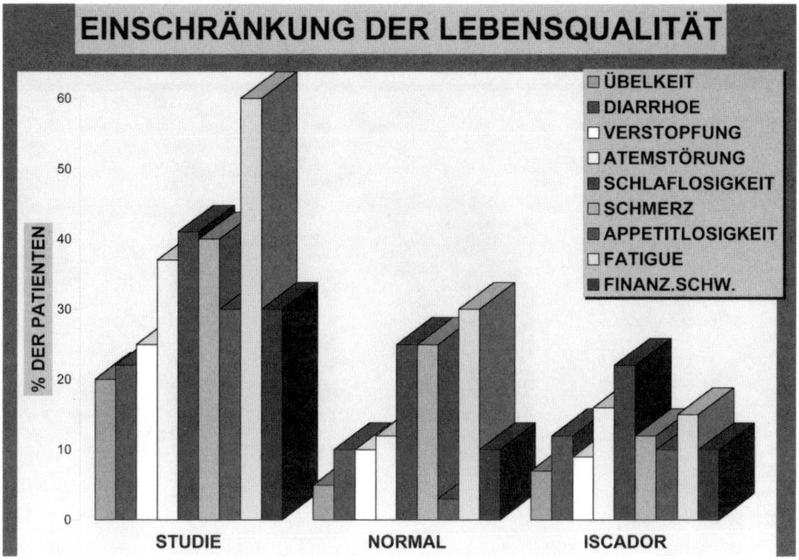

Abbildung 28

Dies wird von den Krebspatienten natürlich sehr stark so empfunden.

In der Universität Witten-Herdecke hat man sich mit der Frage der Lebensqualität sehr beschäftigt. Es wurde dort der so genannte »Herdecker Fragebogen Lebensqualität« entwickelt, der die Patienten in einem standardisierten Fragebogen nach fünf großen Bereichen befragt:

1) körperliche Verfassung
2) Vitalität
3) seelisches Verhalten
4) Persönlichkeitspräsenz
5) soziales Umfeld

Nach unserer Ansicht eignet sich dieser Fragebogen sehr gut zur Beurteilung der Lebensqualität von Krebspatienten.

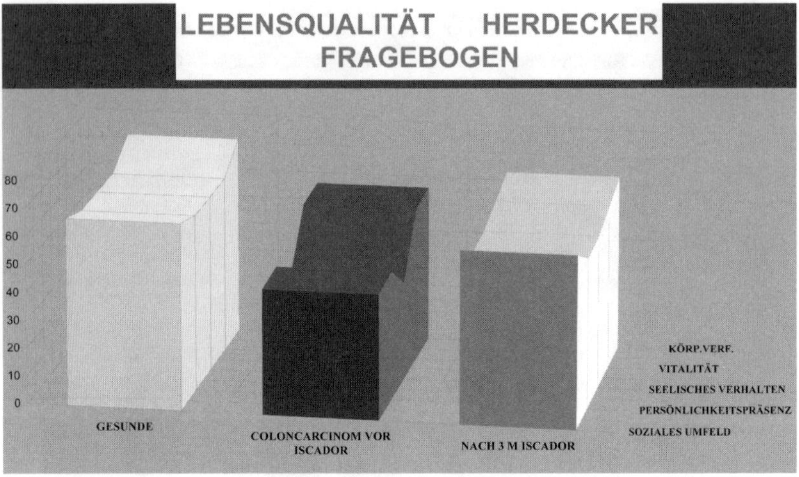

Abbildung 29

In Abbildung 29 haben wir einmal eine Praxisstudie durchgeführt, in der wir gesunde Patienten befragt haben, das heißt Patienten, die ohne Krebserkrankung in die Praxis gekommen waren. Verglichen wurde dies mit Patienten mit einem Kolonkarzinom vor ISCADOR®-Therapie und nach drei Monaten ISCADOR®-Therapie, hier mit ISCADOR® M / Qu 5 mg spezial.

Aus der Abbildung geht hervor, wie stark die Lebensqualität der Patienten verbessert werden konnte.

Abbildung 30 zeigt einen Patienten mit einem Pankreaskarzinom, der mit ISCADOR® Qu 5 mg spezial behandelt wurde. Der Vergleich mit gesunden Patienten zeigt, wie stark die Lebensqualität eingeschränkt war, nach drei Monaten ISCADOR® hat sich immerhin in einer ganzen Reihe von Befindlichkeiten eine Qualitätsverbesserung eingestellt, sodass diesem Patienten, dem insgesamt eine Lebenszeit noch von neun Monaten blieb, diese Zeit erträglich gestaltet wurde und

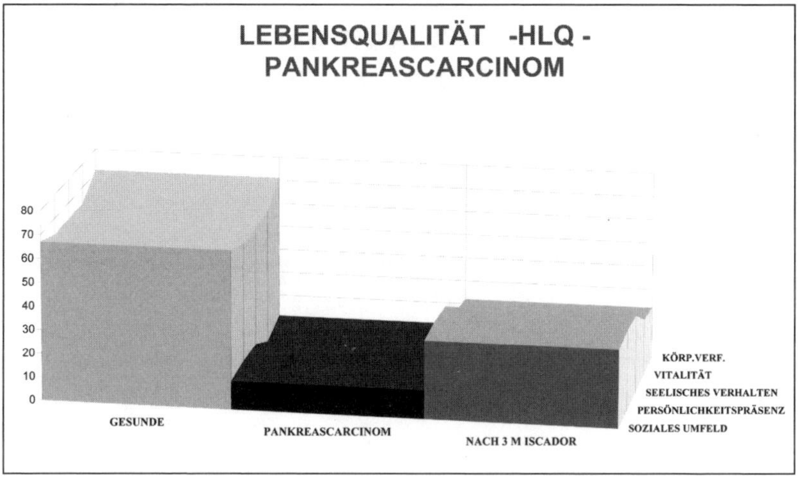

Abbildung 30

er es für sich erreichen konnte, in Würde von seinen Angehörigen Abschied zu nehmen.
Einen weiteren Patienten zeigt Abbildung 31, dabei handelt es sich um einen Patienten mit einem Kolonkarzinom und einer Polymetastasierung in alle Organe, der immerhin sieben Quartale seit Diagnosestellung noch überlebte. Wie aus der Abbildung hervorgeht, verschlechtern sich sowohl die Leberwerte als auch die alkalische Phosphatase als auch der Tumormarker CEA. Es verbessert sich jedoch die Lebensqualität in einem Score von 600 auf 200 zum Todeszeitpunkt des Patienten, das heißt auch dieser Patient ist bei relativ guter Lebensqualität, ohne Schmerzen, ohne verabreichte Schmerzmedikamente und in Würde gestorben.

Da diese lebensqualitätssteigernde Wirkung der Misteltherapie besteht, würden wir in jedem Krebsstadium mit einer Misteltherapie beginnen, auch wenn sicher ist, dass wir die Lebenszeit des Patienten nicht verlängern können. Wie der

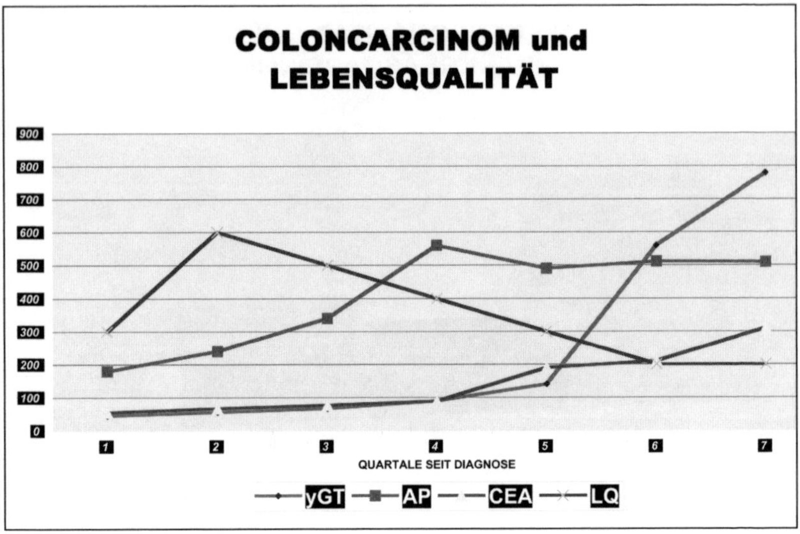

Abbildung 31

Patient jedoch die ihm verbleibende Lebenszeit verbringt, ist für diesen elementar wichtig.

Schmerz

Die schmerzreduzierende Wirkung der Mistelpräparate, insbesondere der ISCADOR®-spezial-Präparate, ist eklatant. Es hängt dies vermutlich mit der vermehrten Endorphin-Ausschüttung im Gehirn zusammen, wie sie experimentell nachgewiesen werden konnte.

Abbildung 32 zeigt eine Patientin mit einem Mammakarzinom und einer Thoraxwand-Metastase. Da zwischen den Rippen die Nerven verlaufen, hatte diese Patientin sehr große Schmerzen. Die Abbildung zeigt, dass der Schmerz-Score mit 6 = sehr schlecht gewesen ist, die Patientin benötigte 3 Tablet-

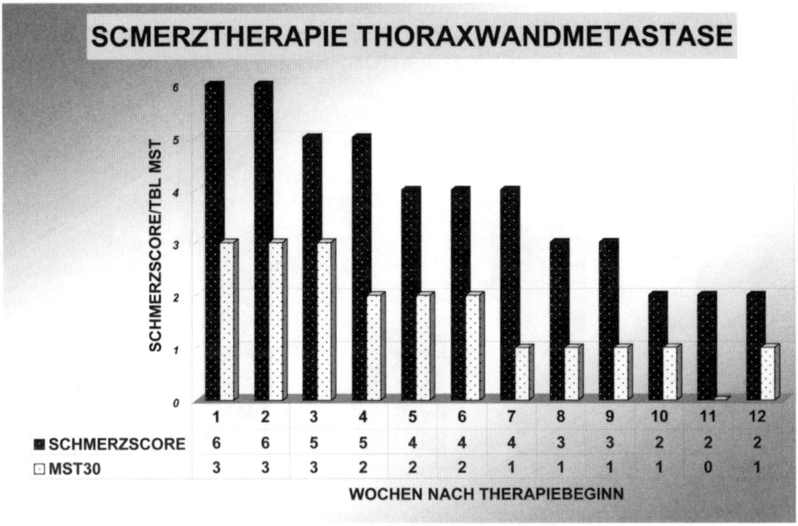

Abbildung 32

ten eines oralen Morphiumpräparates in einer Dosierung von 3 x 30 mg. Im Verlauf der Therapie zeigt sich deutlich, dass die Schmerzen auf einen befriedigenden Wert reduziert wurden, es gab sogar Wochen, in denen die Patientin nur eine oder keine Schmerztablette einnehmen musste.

Abbildung 33 zeigt 20 Patienten mit Knochenmetastasen, hier Patienten mit einem Prostatakarzinom. Diese wurden mit ISCADOR® Qu 5 mg spezial behandelt, die gleichzeitig durchgeführte Schmerztherapie mit Tilidin konnte deutlich reduziert werden.

Die schmerzreduzierende Wirksamkeit der Mistelpräparate ist insofern wichtig, als viele Patienten unter den Nebenwirkungen der verabreichten Schmerzmedikamente massiv leiden. Insbesondere die Reduzierung morphinhaltiger Medikamente wird von den Patienten dankbar angenommen, da die

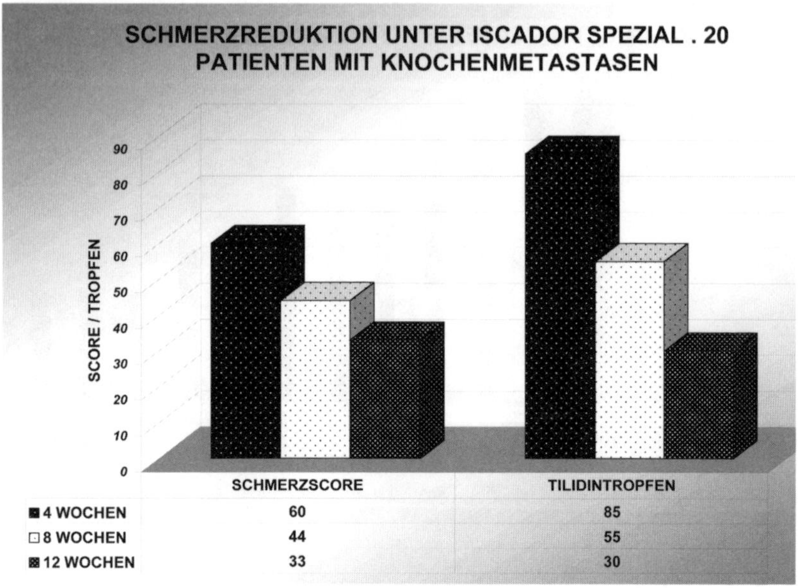

Abbildung 33

entsprechenden Nebenwirkungen (Müdigkeit, seelische Lähmung, erhebliche Verstopfung) die Patienten sehr stark beeinträchtigen.

Fatigue

Sehr viele Krebspatienten leiden unter einem Erschöpfungssyndrom. Eine Umfrage von Ärzten hatte ergeben, dass die Ärzte der Meinung waren, dass die meisten (90%) der Krebspatienten unter Schmerzen leiden würden. Die Krebspatienten selber gaben jedoch in 70% der Fälle die Erschöpfung als Hauptbeeinträchtigung an.

Es ist erstaunlich, wie viele Patienten berichten, dass es ihnen unter einer Therapie mit ISCADOR® Qu / M 5 mg spezial besser gehen würde, dass sie nicht mehr so erschöpft seien und sowohl im seelischen als auch im geistigen und im körperlichen Bereich aktiver wären.

Dieses Fatigue-Syndrom ist schulmedizinisch gut bekannt, es ist von der Krebserkrankung selber ausgelöst, es wird von vielen Medikamenten eher noch verstärkt, zum Beispiel durch die Chemotherapie, durch die Bestrahlungstherapie, aber auch durch stark wirkende Immuntherapien wie zum Beispiel der Interleukin-2-Therapie.

In einer Praxisbeobachtung haben wir 20 Patienten mit metastasierenden Karzinomen und einer ISCADOR®-spezial-Therapie untersucht (Abbildung 34). Der durchschnittliche Fatigue-Score erreichte zu Beginn einen Wert von 5,5 und

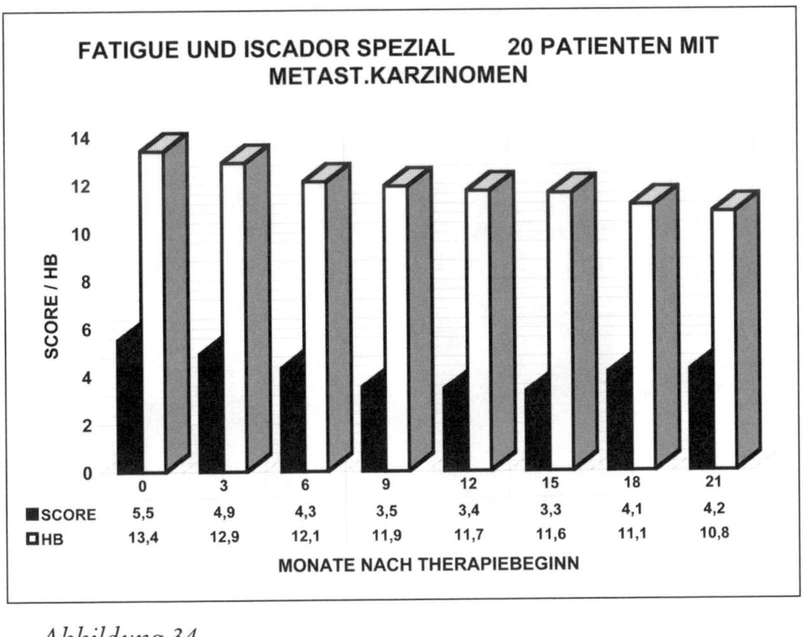

Abbildung 34

konnte auf 3,3 reduziert werden, 21 Monate nach Therapiebeginn lag der Wert (immerhin bei Patienten mit metastasierenden Karzinomen!) immer noch bei 4,2 und damit deutlich unter dem Ausgangspunkt.

Auffallend war gleichzeitig, dass das Hämoglobin bei den Patienten auf relativ guten Werten gehalten werden konnte, was mit Sicherheit zu der Therapiewirkung beigetragen hat. Wir werden im Folgenden darauf noch eingehen.

Abwehrsteigerung gegen virale Infektionen

Viele Patienten berichten, dass sie seit der Misteltherapie nicht mehr unter viralen Infektionen leiden würden. Es gibt sogar einige Patienten, die über die normale Therapie von fünf Jah-

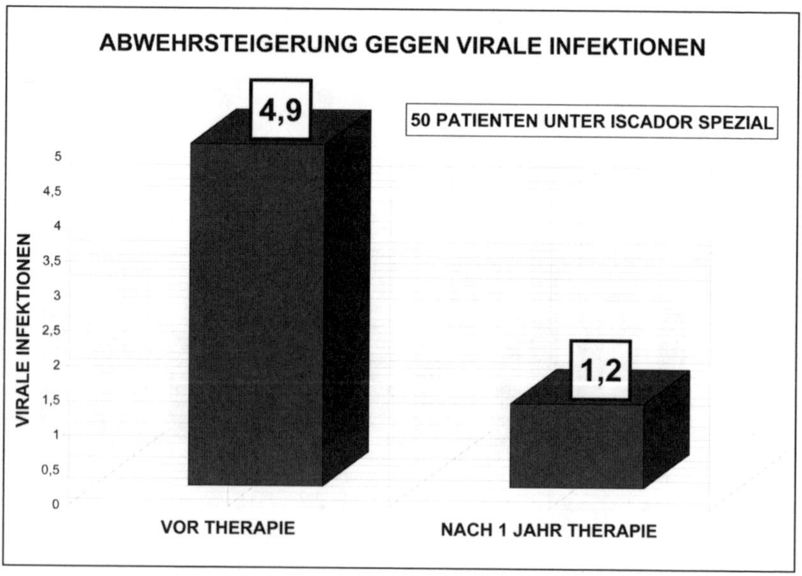

Abbildung 35

ren hinaus eine Verlängerung der Misteltherapie wünschen, die bezüglich ihrer Krebserkrankung gar nicht mehr wichtig wäre, da sie plötzlich wieder unter viralen Infektionen leiden.

Wir haben bei unseren Patienten einmal nach diesen Infektionen gefragt. Abbildung 35 zeigt bei 50 Patienten die Veränderung der Reaktion gegenüber diesen viralen Infektionen. Von durchschnittlich 4,9 Infektionen pro Jahr dieser Patienten vor Beginn der Therapie waren durchschnittlich noch 1,2 Infektionen nach einem Jahr Therapie übrig geblieben. Eine sehr positive Nebenwirkung!

Reduktion paraneoplastischer Syndrome

Sehr viele Patienten leiden unter paraneoplastischen Syndromen. Darunter versteht man eine Fülle von Begleiterkrankungen, die unter einem Tumorleiden auftreten.

In der wissenschaftlichen Literatur sind über 1200 verschiedene paraneoplastische Syndrome beschrieben, die von der (harmlosen) Cholesterinerhöhung bis zur doppelseitigen Erblindung führten, ohne dass dafür außer dem Tumorleiden andere Faktoren gefunden worden wären.

Zu den paraneoplastischen Syndromen gehören eine Menge von Exzemen, aber auch das viele Patienten sehr stark belästigende Tumorfieber.

Diese paraneoplastischen Syndrome konnten durch die Therapie mit ISCADOR® M / Qu 5 mg spezial deutlich reduziert werden.

Der Vergleich unserer Praxis mit einer normalen onkologischen Praxis zeigt, dass in dieser Praxis 10,4 % der Patienten an solchen paraneoplastischen Syndromen leiden, während wir dies bei uns nur bei ca. 4,2 % aller Krebspatienten feststellen – eine deutliche Reduktion dieser paraneoplastischen Syndrome (Abbildung 36).

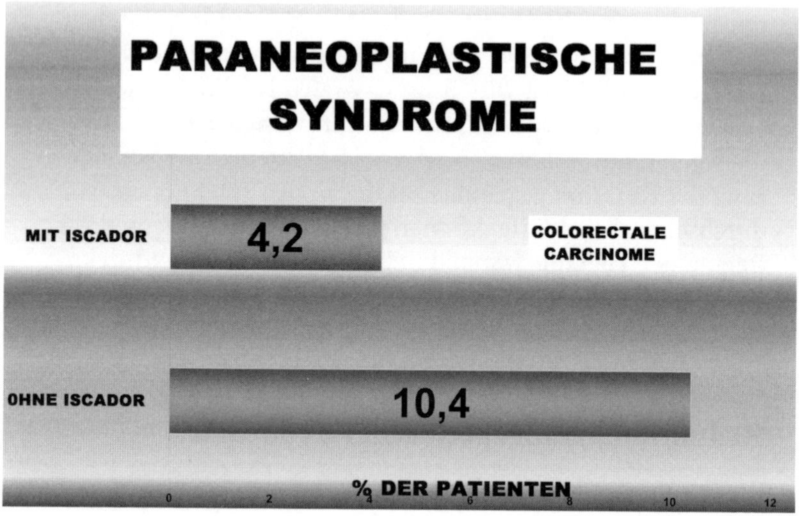

Abbildung 36

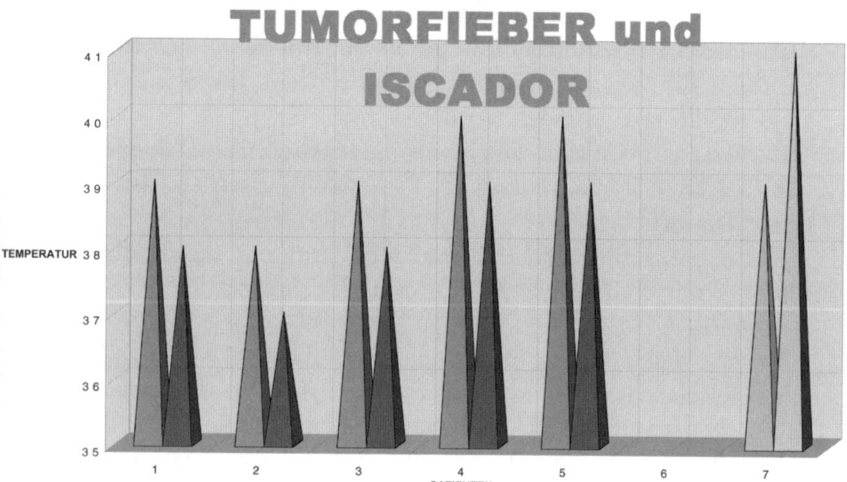

Abbildung 37

Abbildung 37 zeigt, dass auch das Tumorfieber, zum Teil ausgelöst durch Lebermetastasen, durch ISCADOR® reduziert werden kann. Bei den Patienten 1 bis 5 zeigt sich eine deutliche Temperaturreduktion auf Werte, die für den Patienten erträglich sind. Ständig erhöhtes Fieber führt zu einer deutlichen Erschöpfung des Patienten.

Bei Patient 7 ist dargestellt, dass die Mistel alle entzündlichen Prozesse steigert, es handelt sich um einen Patienten mit einer beginnenden Lungenentzündung, der trotz einer Temperatur von knapp 39°C die Misteltherapie, wie in den Richtlinien vorgeschrieben, nicht unterbrochen hat, sondern weiter gespritzt hat, innerhalb kurzer Zeit stieg das Fieber auf über 41°C und konnte nur durch die Unterbrechung der Misteltherapie wieder auf Normalwerte zurückgeführt werden.

Insgesamt bleibt festzustellen, dass die Reduktion paraneoplastischer Syndrome für die sowieso schon sehr schwer leidenden Krebspatienten sehr hilfreich ist.

Bessere Verträglichkeit von Chemotherapie und Bestrahlung

Abbildung 38 zeigt zwei Patienten mit einem Kolonkarzinom und Lebermetastasen, die mit einer Chemotherapie mit Erinotectan behandelt wurden.

Der Patient ohne ISCADOR®-Therapie zeigt zu Beginn der Behandlung einen relativ guten Wert für das Fatigue-Syndrom, diese Erschöpfung tritt jedoch relativ schnell ein bis zu einem Score von 6 = sehr schlecht, und der Patient braucht eine lange Zeit, fast bis zum Tag 20, bis er sich wieder von der Chemotherapie erholt hat. Am Tag 21 beginnt jedoch der nächste Zyklus dieser Chemotherapie, sodass die nächste Erschöpfungsperio-

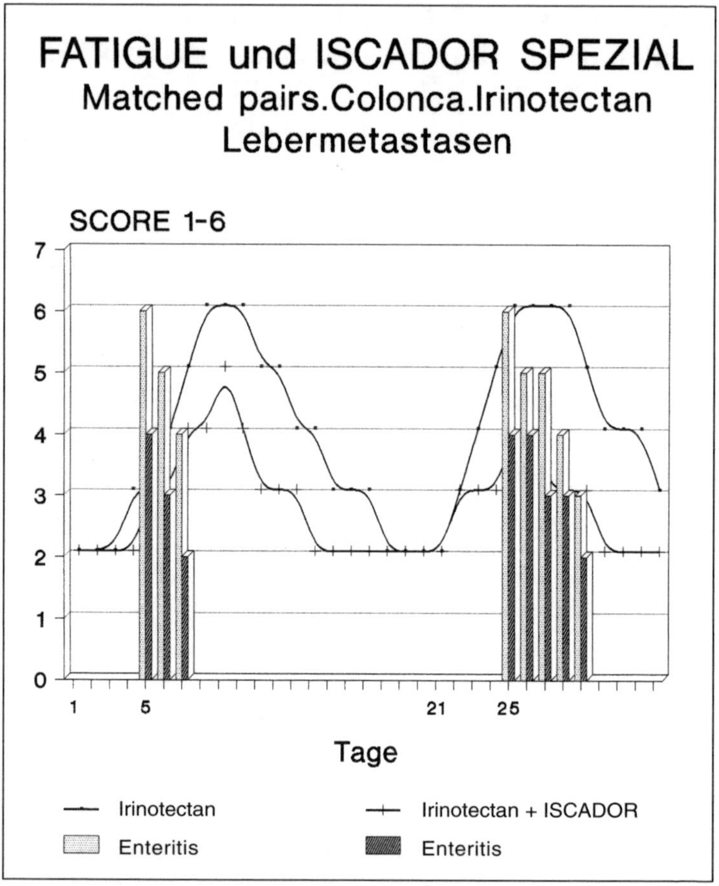

Abbildung 38

de beginnt. Gleichzeitig leidet der Patient am Tag 5 unter heftigen und häufigen Durchfällen.

Der zweite Patient mit ISCADOR® Qu 5 mg spezial zeigt eine deutlich weniger starke Erschöpfung und eine deutlich schnellere Erholungszeit, sodass ihm einige Zeit bei relativ guter Lebensqualität bleibt, bevor die nächste Chemotherapie beginnt. Auch hier ist die Erschöpfung nicht so sehr stark ausgeprägt, auch die Durchfälle, die auch bei diesem Patienten einsetzen, sind weniger häufig und weniger heftig.

Ein wichtiges Kriterium scheint mir darin zu liegen, dass unter einer gleichzeitigen Misteltherapie bei einer Chemotherapie und Bestrahlung die durch die Therapie verursachten Genschädigungen nicht so sehr stark auftreten.

Wir erleben ja heute, dass junge Krebspatienten zum Beispiel mit einem Morbus Hodgkin oder einem Non-Hodgkin-Lymphom nach einigen Jahren in der Gefahr sind, ein Zweitkarzinom zu erleiden, zum Beispiel ein Mammakarzinom, da die zur Krebstherapie eingesetzten Medikamente zwar kanzerostatisch, aber gleichzeitig auch karzinogen gewesen sind.

Aus der Umweltmedizin kommt ein Test (Comet-Assay), der dazu geeignet ist, den Nachweis von Einzelstrang- und Doppelstrangbrüchen in der DNA von Einzelzellen zu führen.

Bei diesem Test werden einzelne Zellen isoliert, denaturiert und der Zellkern freigelegt. Dieser Zellkern mit der darin enthaltenen DNA wird in ein elektrisches Feld gebracht und läuft in diesem elektrischen Feld über eine bestimmte Wegstrecke. Enthält nun dieser Zellkern DNA-Bruchstücke, so laufen diese Bruchstücke in diesem elektrischen Feld schneller und bilden so etwas wie einen Kometenschweif, den man statistisch auswerten kann.

Dieser Kometenschweif ist als Maß für die DNA-Schädigung anzusehen, wie durch viele Untersuchungen bestätigt wurde. Man kann mit dieser Testmethode Krebspatienten unter Chemotherapie sofort unter Normalpatienten ohne Chemotherapie herausfinden.

Unsere Untersuchung zeigt, dass unter der Behandlung mit ISCADOR® M / Qu 5 mg spezial und drei verschiedenen Chemotherapien eine deutliche Reduktion dieses Kometenschweifes festzustellen ist.

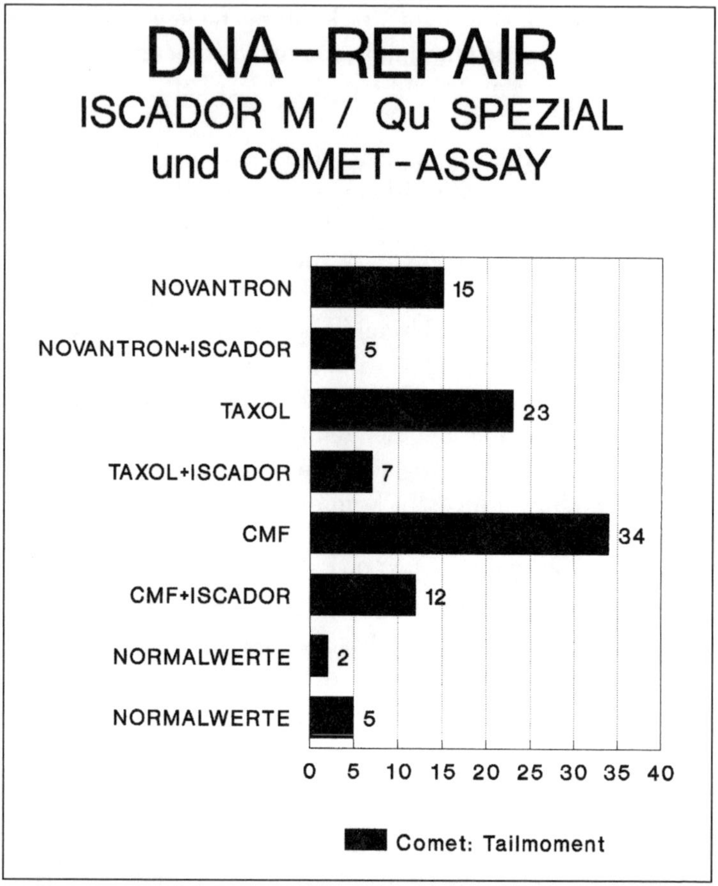

Abbildung 39

Abbildung 39 zeigt drei verschiedene Chemotherapien (Novantron®, Taxol® und CMF) und eine deutliche Reduktion des Kometenschweifes, zum Teil fast bis in den Normalwert hinein.

Wir haben bei unseren Mammakarzinom-Patientinnen einmal untersucht, ob es sich hier nur um Spielereien handelt oder ob die Patientinnen von einem solchen DNA-Repair-

Mechanismus profitieren. Bei der Auszählung von 468 Mammakarzinom-Patientinnen, die über zehn Jahre therapiert haben, zeigt sich eine Zweitkarzinomrate von 0,4%. Vergleicht man dies mit Werten aus der Literatur, finden wir hier Studien mit Werten zwischen 3,5 und 6%, sodass wir von einem deutlichen Erfolg für unsere Patientinnen ausgehen können.

Kombination mit antineoplastischen Substanzen

Es ist offenkundig, dass viele Krebspatienten nicht allein mit Misteltherapie behandelt werden, sondern die Misteltherapie zusätzlich zu Chemotherapie, Bestrahlung, antihormonellen Medikamenten oder anderen Substanzen durchführen.

Abbildung 40 zeigt die Beeinflussung des Interleukin-2-Rezeptors durch antihormonelle Therapie, wie sie zum Beispiel in der Folge eines Mammakarzinoms oder nach einem Prostatakarzinom angewandt wird.

Festzustellen ist, dass der Zusatz der antihormonellen Therapie das Immunsystem deutlich beeinträchtigt, durch eine Dosisänderung lassen sich aber wieder fast die gleichen Werte erreichen wie vor Beginn der antihormonellen Behandlung.

Festzuhalten bleibt, dass unter einer antihormonellen Behandlung an eine Dosiserhöhung gedacht werden muss.

Das Gleiche gilt auch für die Zusatztherapie mit Biphosphonaten. Die Biphosphonate stellen potente Substanzen dar, die zur Therapie von Knochenmetastasen bei Mammakarzinom, Prostatakarzinom, aber auch beim Plasmozytom eingesetzt werden.

Sie sind relativ gut verträglich, können die knochenzerstörende Wirkung von osteolytischen Tumorzellen aufhalten und besitzen darüber hinaus einen antineoplastischen Effekt, der noch nicht genau definiert ist.

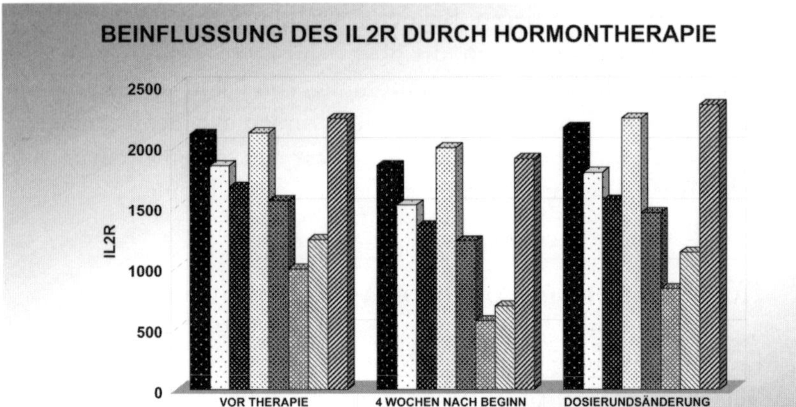

	VOR THERAPIE	4 WOCHEN NACH BEGINN	DOSIERUNDSÄNDERUNG
NOLVADEX	2100	1844	2156
ARIMIDEX	1844	1521	1788
FEMARA	1667	1344	1559
AROMASIN	2113	1990	2233
MPA	1556	1221	1455
HONVAN	993	567	829
CASODEX	1233	688	1129

VERÄNDERUNG UNTER DOSIERUNGSÄNDERUNG ISCADOR SPEZIAL

Abbildung 40

Abbildung 41 zeigt, dass der Interleukin-2-Rezeptor durch die Biphosphonat-Anwendung deutlich reduziert wird, hier speziell bei Patienten unter einer Therapie mit Aredia® in einer Dosierung von 60 mg alle vier Wochen. Nach zehn Anwendungen ist der Interleukin-2-Rezeptor ohne Progredienz der Tumorsituation fast halbiert. Wir sind jetzt dazu übergegangen, im Anschluss an die Biphosphonat-Infusion eine Infusion mit ISCADOR® durchzuführen. Das Ergebnis in Abbildung 41 zeigt, dass darunter fast die gleichen Immunwerte erreicht werden können wie vor der Aredia®-Behandlung.

Festzuhalten bleibt, dass jeglicher Zusatz zu der bestehenden Therapie immunologisch kontrolliert werden muss. Antihormonelle Substanzen beeinflussen den Immunstatus genauso

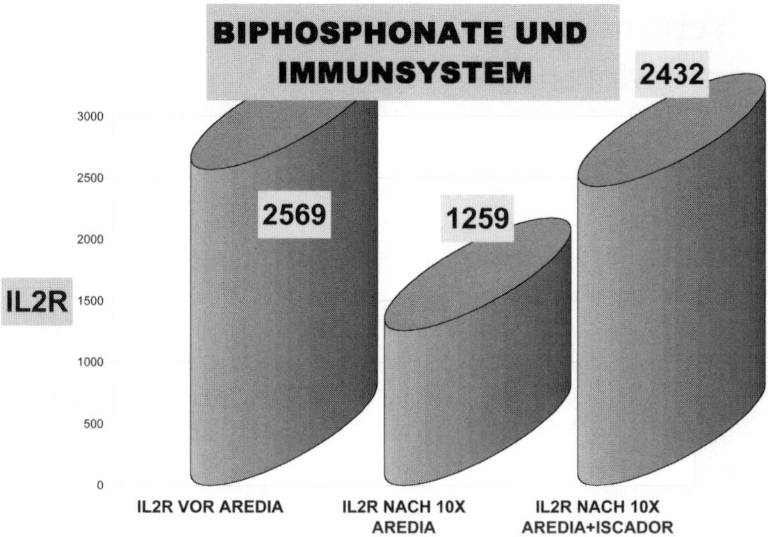

Abbildung 41

wie Betablocker, Cortison-Präparate und andere antineoplastische Substanzen. Wie wir weiter unten sehen werden, muss aber auch die Kombinationstherapie mit Medikamenten aus der Phytotherapie und ähnlichen Substanzen immunologisch überprüft werden.

Nur durch genaue Überprüfung der immunologischen Situation profitiert der Patient von einer Misteltherapie. In einem metastasierenden Stadium mit einer Vielzahl von durchgeführten Therapien halten wir ca. 50% der Patienten, die nicht immunologisch kontrolliert werden, für unterdosiert bezüglich ihrer Misteltherapie. Anders herum ausgedrückt kann man davon ausgehen, dass die Erfolge der Misteltherapie deutlich besser sein könnten, wenn eine genaue Kontrolle der therapeutischen Dosierung vorgenommen werden würde.

Verhinderung von Rezidiven und Metastasierung

Die Beschreibung des Tumorstadiums mit der Tumorformel TNM ist, wie wir aus heutigen Untersuchungen wissen, sehr ungenau, da damit nur eine sehr grobe Tumorstadieneinteilung vorgenommen werden kann.

In jüngsten Untersuchungen, zum Beispiel der Universitätsklinik in Heidelberg, konnte eine Methode vorgestellt werden, die eine Tumorzelle unter 10 Millionen normalen Zellen herausfinden kann. Werden angeblich tumorfreie Lymphknoten oder Knochenmarkspunktionen, die mit der normalen Technik keine Metastasierung ergeben haben, mit dieser neuen Methode nachuntersucht, ergibt sich in einem erheblichen Prozentsatz der Fälle doch die Tatsache einer bereits beginnenden Aussaat bzw. Metastasierung.

Da diese Diagnostik jedoch bislang sehr aufwändig ist, kann sie zur routinemäßigen Diagnostik bei unseren Patienten nicht eingesetzt werden. Dies mag sich in Zukunft ändern.

Solange diese Methoden keine Routineuntersuchungen sind, sind wir auf reine Schätzungen angewiesen. Wir haben in unserer Praxis Patienten gesehen, die mit einer sehr günstigen Tumorformel, zum Beispiel T1N0M0 zur Therapie gekommen sind und innerhalb kurzer Zeit mit einer fulminanten Metastasierung reagiert haben. Andere Patienten, zum Beispiel eine Patientin mit einem Mammakarzinom in einem Stadium T4N0M0 mit einem Tumordurchmesser von 7 cm (!) zeigt auch heute, zwölf Jahre nach der Operation, keinen Anhalt für eine Metastasierung oder ein Rezidiv.

Eine Aussage darüber, ob sich durch eine Misteltherapie, hier insbesondere durch ISCADOR® M und Qu 5 mg spezial Rezidive und eine Metastasierung verhindern lassen, ist auf

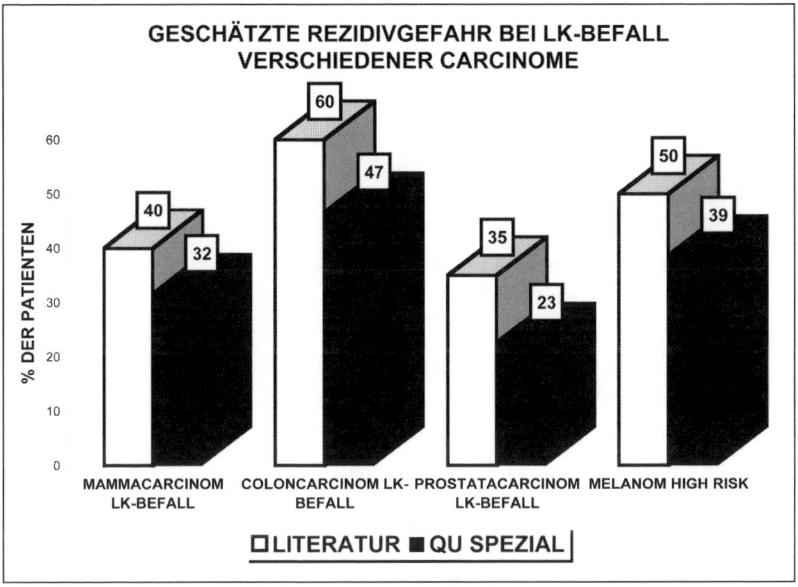

Abbildung 42

Patientenschilderungen und Schätzungen angewiesen, aufgrund der oben genannten Schwierigkeiten können so genannte »harte Daten« nicht geliefert werden.

Wir haben bei unseren Patienten bei ganz verschiedenen Erkrankungen einmal versucht, die Rezidivgefahr bei einem schon bestehenden Lymphknotenbefall abzuschätzen.

Abbildung 42 zeigt die Ergebnisse. Beim Mammakarzinom rechnen wir beim Lymphknotenbefall mit einer Rezidivgefahr von 40%, bei unseren Patientinnen konnte dieser Wert auf 32% reduziert werden.

Beim Kolonkarzinom liegt dieses Risiko beim Lymphknotenbefall bei mindestens 60%, bei unseren Patienten in der Praxis bei 47%.

Beim Prostatakarzinom und Lymphknotenbefall droht eine Lymphknoten- bzw. Knochenmetastasierung. In 35% der Fälle findet man Angaben hierzu in der Literatur, bei unseren Patienten finden wir eine solche Metastasierung in nur 23%.

Bei High-Risk-Melanompatienten mit einer Eindringtiefe mindestens im Clark-Level III muss mit einer Metastasierung in mindestens 50% gerechnet werden, bei unseren Patienten (immerhin 89 Patienten) reduziert sich diese Zahl auf 39%.

Wenn man diese Zahlen betrachtet, sieht man deutlich, dass die Rezidiv- oder Metastasierungsrate durch eine gleichzeitige Misteltherapie deutlich gesenkt wird.

Hier spielt mit Sicherheit eine Rolle, dass während der durchgeführten schulmedizinischen Therapie ein DNA-Repair stattgefunden hat, sodass die Gefahr einer DNA-Schädigung wesentlich geringer ist.

Weiterhin muss postuliert werden, dass die Verbesserung der Immunstimulation und der Immunkompetenz der tumorabwehrenden Zellen zu der Verbesserung dieser Risikoquote geführt hat.

Sieht man diese Zahlen an, ist es unverständlich, warum eine Misteltherapie nicht zur Standardtherapie der Krebserkrankung gehört!

Stabilisierung im metastasierenden Stadium

Frühere Konzepte der Medizin zielten darauf ab, in jedem Fall den Tumor bzw. die Tumorzellen im Patienten zu zerstören. Um dies zu erreichen, wurden die Therapien immer toxischer, sodass manchmal zynisch gesagt wurde: »Tumor und Patient schmelzen ein.« Dies bedeutete, dass die sehr toxische Tumortherapie zwar zu einer Zerstörung von Tumorzellen führte, der Patient davon jedoch nicht profitieren konnte, da er unter den Nebenwirkungen so stark gelitten hat, dass wenig verbleibende Tumorzellen den geschwächten Organismus innerhalb kurzer Zeit wieder überfluten konnten.

Die Konzepte der Medizin haben sich deshalb heute geändert. Im Palliativstadium, in einem Stadium also, in dem wir davon ausgehen müssen, dass wir den Patienten nicht mehr heilen können, ist man heute mit toxischen Therapien sehr viel vorsichtiger geworden. Die Chemotherapie bis zum Totenbett wurde früher durchgeführt, ist aber heute eher die Ausnahme geworden. Schon in den achtziger Jahren hat Professor Gallmeier vom Klinikum Nürnberg vor einer Übertherapie in der onkologischen Medizin gewarnt.

Heute geht man eher davon aus, dass der Patient mit seinem Tumorleiden leben muss und dass man die Zeit dieses Überlebens versucht zu verlängern durch Therapien, die nur dann durchgeführt werden, wenn eine onkologische Notwendigkeit besteht.

Auch die Lebensqualität des Patienten ist sehr viel mehr in den Vordergrund gerückt, obwohl diese Lebensqualität bis zum heutigen Tag in nur ca. 3 % der klinischen Studien auch mit berücksichtigt wird.

Sehr viele Patienten berichten über eine gute Stabilisierung unter einer Misteltherapie, und es gibt dabei erstaunlich lange Verläufe von Tumorerkrankungen unter einer gleichzeitigen Misteltherapie. Es sind nicht wenige Patienten, die zum Sterben aus dem Krankenhaus entlassen worden sind und mit ihrer Tumorerkrankung noch einige Jahre leben konnten. Auch hierfür werden wir ein Beispiel geben.

Mit zu der guten Verbesserung der Prognose gehört unbedingt, dass der Hömoglobinwert der Patienten sich unter einer gleichzeitigen ISCADOR®-Therapie, besonders unter einer Therapie mit ISCADOR® Qu 5 mg spezial, stabilisiert.

Abbildung 43 zeigt die Ergebnisse bei unseren Patienten. Bei 50 Patienten wurde das Hämoglobin vor Beginn der Therapie und im Verlauf der onkologischen weiteren Nachsorge untersucht. Von einem durchschnittlichen Hämoglobin von 13,8 zu Beginn der Therapie sank dieser Wert auf 11,3 nach

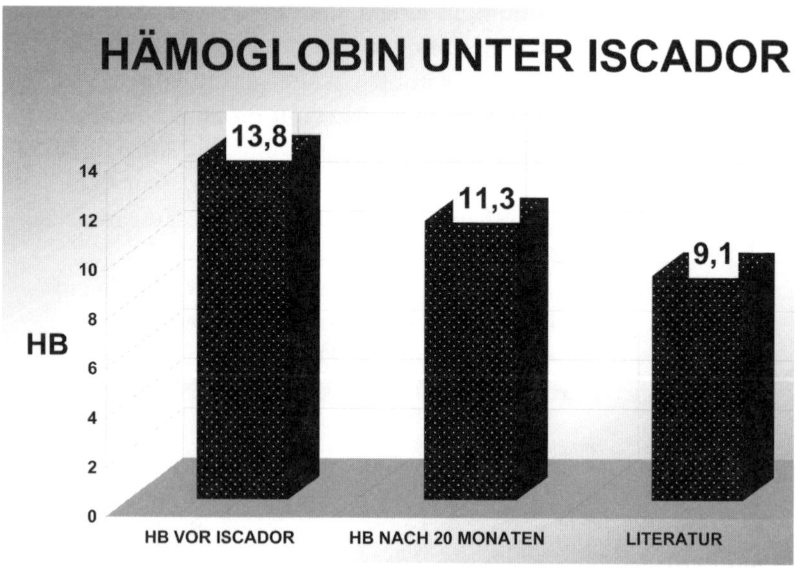

Abbildung 43

immerhin 20 Monaten ab, wobei es sich hier um Patienten in einem metastasierenden Stadium unter verschiedenen Therapien gehandelt hat.

Vergleicht man diesen Wert mit Schätzungen aus der Literatur, hätten wir hier einen Hämoglobinwert von durchschnittlich 9,1 erwartet.

Seit einigen Jahren ist bekannt, dass die schlechte Oxygenierung eines Tumors den Erfolg einer Strahlen-/Chemotherapie limitiert.

Das Gleiche gilt für Patienten mit Anämie. So deuten neuere Studien an, dass eine Kausalkette Anämie – Hypoxie – schlechtes Tumoransprechen existiert.

Über eine Besserung des Anämiestatus erreicht der Patient mehrfachen klinischen Nutzen. So gibt es nach diesen Studien positive Auswirkungen auf die durch den Tumor oder die Therapie bedingte Fatigue-Symptomatik. Zudem sind bei verschiedenen Tumorarten bessere Ansprechraten der schulmedizinischen Therapie nachgewiesen.

So konnte zum Beispiel in einer Studie von Untch (siehe Literaturverzeichnis) gezeigt werden, dass Patientinnen mit einer schweren therapieinduzierten Anämie bei Mammakarzinom eine schlechtere Prognose hatten. In dieser Studie hatten nur ca. 60% der Patientinnen ein rezidivfreies Überleben, wenn sie einen Hb-Gehalt unter 10 g/dl hatten gegenüber 75% der Patienten bei einem Hb-Gehalt über 10 g/dl.

Dies hängt wahrscheinlich damit zusammen, dass anämische Patienten einen sehr viel höheren VEGF-Spiegel als Patienten ohne Anämie hatten.

Darunter versteht man den vascular endothelial growth factor, das heißt, der Tumor wurde durch die schlechte Oxygenierung gezwungen, immer weitere Blutgefäße zu bilden, die den Oxygenierungsstatus des Tumors dann verbessern konnten.

Weiterhin konnte auch gezeigt werden, dass eine bessere

Sauerstoffversorgung auch eine bessere Ansprechrate der Bestrahlung oder der Chemotherapie nach sich zieht, dies ist insbesondere nachgewiesen für die Therapie mit Cyclophosphamid, Carboplatin, Fluoruracil sowie Vincristin.

Diese therapeutischen Ergebnisse sind so eklatant, dass wir sie in einer eigenen Praxisbeobachtung zusammenfassen werden.

Vergleiche der in der Praxis erreichten Therapieergebnisse mit Werten aus der Literatur sind für den betreuenden Arzt immer dann wichtig, wenn er sehr viele Patienten in einem metastasierenden Stadium betreut. Das Mittragen von Leid durch den betreuenden Arzt, aber auch die mithelfenden Arzthelferinnen bedingt einen nicht zu unterschätzenden Stress, der in Amerika zum Beispiel bei Onkologen an der »therapeutischen Front« im Durchschnitt nach sieben Jahren zu einem »Burnout-Syndrom« führt.

Zieht man eine Bilanz mit Ergebnissen der Literatur, so kann einem das helfen, dieses Burnout-Syndrom zu vermeiden.

Wir wollen deshalb im Folgenden vier Patienten schildern, bei denen sehr gute Ergebnisse erzielt werden konnten.

Abbildung 44 zeigt zwei Patienten, die als »matched pair« mit einer chronischen myeloischen Leukämie verglichen wurden, wobei der Ausgangspunkt mit rund 40.000 Leukozyten bei beiden Patienten vergleichbar war.

Der erste Patient wurde von seinem behandelnden Onkologen gewarnt, eine ISCADOR®-Therapie bei dieser Erkrankung durchzuführen; wir haben ja auch weiter oben entsprechende Warnhinweise ausgeführt und auf die Erfahrung von Therapeuten, die hier zur Therapie notwendig ist, hingewiesen.

Der andere Patient hat gleichzeitig eine Therapie mit ISCADOR® Qu 5 mg spezial durchgeführt, es wurde zweimal wöchentlich 0,5 ml subkutan injiziert.

Der Verlauf ergibt, dass beide Patienten eine Chemotherapie brauchten, der Patient ohne ISCADOR® -Therapie nach 9 Monaten, der Patient mit ISCADOR®-Therapie erst nach 13

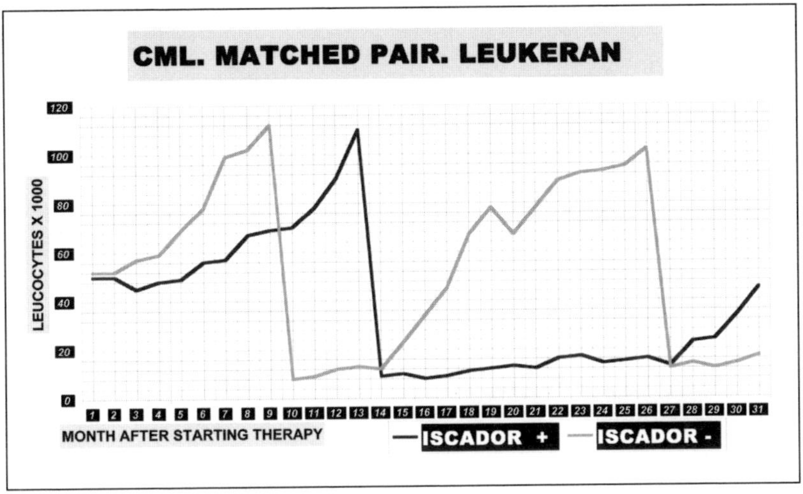

Abbildung 44

Monaten, wobei dieser Patient bis heute, 31 Monate nach Beginn der Behandlung, keine weitere Chemotherapie benötigte, während der Patient ohne Misteltherapie nach 27 Monaten die erneute Chemotherapie benötigte.

Man kann bei den Leukämietherapien häufig Chemotherapie nicht vermeiden, aber die Menge an Chemotherapie, die benötigt wird, deutlich reduzieren.

Abbildung 45 zeigt den Verlauf der Behandlung bei einem Patienten mit einem Kolonkarzinom und nachfolgenden Lungen- und Peritonealmetastasen in einem Verlauf über 12 Monate.

Von der klinischen Situation begannen wir bei einem Score von 600 = sehr schlecht, nach einem Jahr gibt der Patient an, dass er sich sehr gut fühle. Der Interleukin-2-Rezeptor ist von 900 auf 3450 angestiegen, während das sehr stark überhöhte Interleukin-2 von ursprünglich 45 über 78 auf 7 reduziert werden konnte und damit im Normbereich ist. Das massiv über-

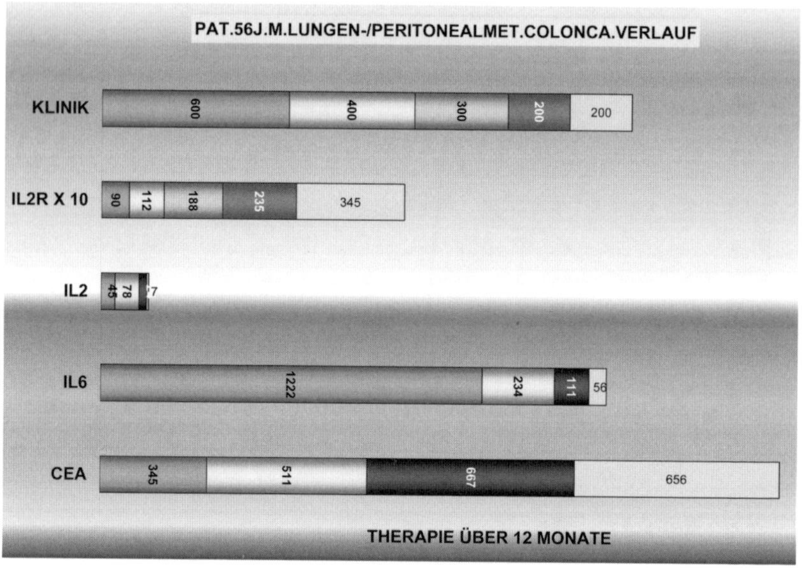

Abbildung 45

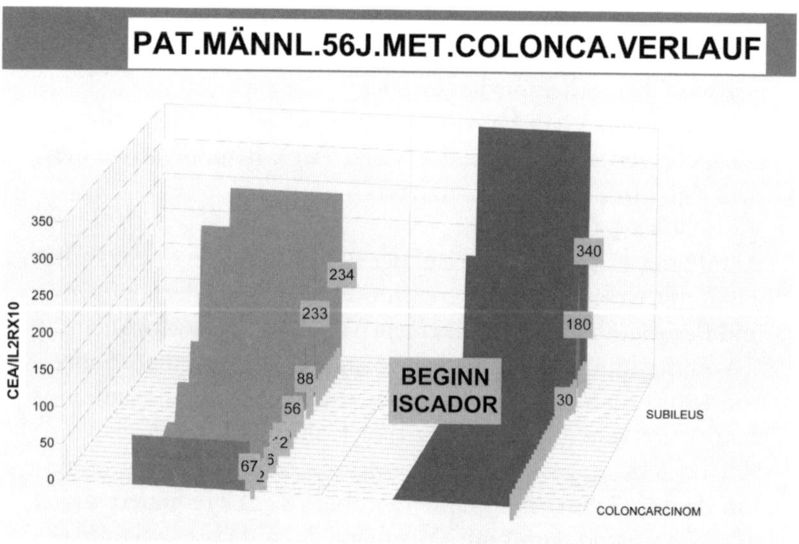

Abbildung 46

höhte Interleukin-6 wurde auf Normalwerte (56) reduziert, der CEA, der mit 345 zu Beginn der Therapie schon relativ hoch war, stieg bis auf über 600 an, konnte aber jetzt stabilisiert werden, eine weitere Progredienz ist nicht eingetreten. Festzustellen ist, dass es diesem Patienten über ein Jahr lang sehr gut ging, obwohl eine großflächige Metastasierung vorliegt, die Lebensqualität des Patienten ist optimal.

Ein weiterer Patient mit einem metastasierenden Kolonkarzinom (Abbildung 46) zeigte nach Beginn der ISCADOR®-Therapie ein deutliches Ansteigen des Interleukin-2-Rezeptors von 300 auf 3400, der CEA stieg trotz der Behandlung weiter an, konnte aber zuletzt jetzt bei 230 stabilisiert werden. Ein Subileus des Patienten musste bislang nicht operiert werden, weil die Tumorverhältnisse sich massiv stabilisiert haben.

Abbildung 47 zeigt in wenigen Linien die Krankheitsgeschichte einer 74-jährigen Patientin, die aus dem Krankenhaus zum Sterben entlassen wurde mit der Prognose, dass ihr noch höchstens 3 Monate zum Leben bleiben würden.

Aufgrund einer dilatativen Cardiomyopathie wurde eine Chemotherapie nicht eingeleitet, da die Patientin an vier verschiedenen Tumorarten, einem Magen-, Kolon-, Ovarial- und Mammakarzinom litt. Abbildung 47 zeigt jetzt den Verlauf über fast fünf Jahre, die Patientin ist im sechsten Jahr im Alter von 79 Jahren an einem Herzinfarkt gestorben, nicht an ihrer Tumorerkrankung. Aufgelistet sind die vier Tumormarker für die genannten Tumorerkrankungen, wobei das Auf und Ab der Therapie aus der Abbildung zu entnehmen ist. Kurzfristig musste eine Low-Dose-Chemotherapie mit Novantron eingesetzt werden, um das Mammakarzinom in Schach zu halten. Es konnte dadurch nicht beseitigt werden, eine progrediente Metastasierung konnte jedoch vermieden werden.

Diese Patientin, die unter der Prognose massiv litt und mindestens zwei Jahre brauchte, bis sie den Schock der ur-

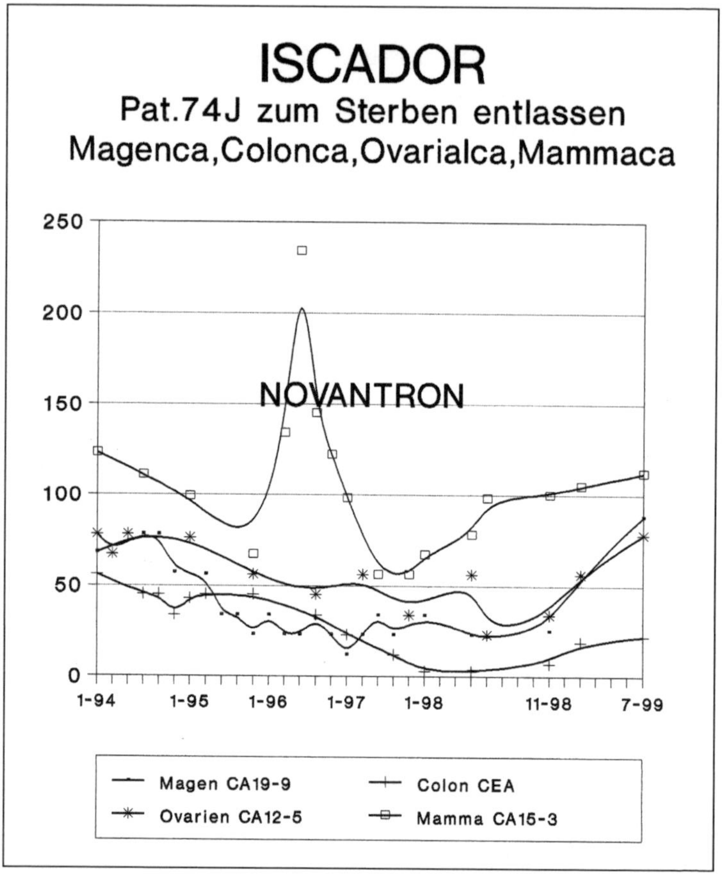

Abbildung 47

sprünglichen Prognose, nur noch 3 Monate zum Leben zu haben, überwunden hatte, berichtete über eine sehr gute Lebensqualität bis kurz vor ihrem Tode. Sie konnte wirklich mit ihrer Tumorerkrankung leben. Bezüglich ihrer Lebensqualität litt sie unter den alterstypischen Erscheinungen, jedoch nicht unter tumorspezifischen und typischen Beschwerden.

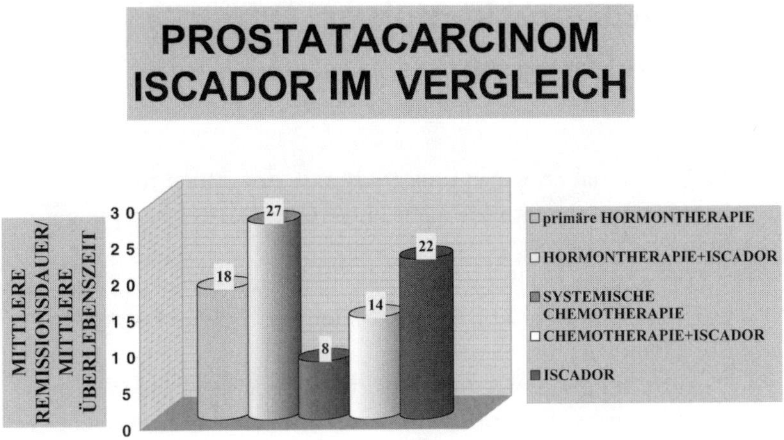

Abbildung 48

Abbildung 48 zeigt mit ISCADOR® Qu 5 mg spezial behandelte Protastakarzinom-Patienten im Vergleich mit Werten aus der Literatur.

Bei primärer Hormontherapie rechnen wir mit einer mittleren Remissionsdauer von 18 Monaten, diese Zeit konnte unter gleichzeitiger ISCADOR® Qu 5 mg spezial-Therapie auf 27 Monate verbessert werden.

Bei der systemischen Chemotherapie beim metastasierenden Prostatakarzinom rechnen wir mit einer mittleren Überlebenszeit bei alleiniger Chemotherapie von 8 Monaten, kombiniert man diese Behandlung mit ISCADOR®, erreichen wir immerhin 14 Monate. Die alleinige ISCADOR®-Therapie kann bei einigen Patienten zu einer Überlebenszeit bis zu 22 Monaten führen, wieder ein Beispiel dafür, dass *mit* dem Tumor zu leben oft besser ist, als mit einer aggressiven Therapie eine Tumorreduktion zu versuchen.

Partielle und komplette Tumorrückbildungen

Insgesamt haben wir in unserer Praxis eine ganze Reihe, nämlich 34 Tumorrückbildungen unter einer Misteltherapie gesehen.

Wir wollen im Folgenden drei Patienten schildern, bei denen ein erstaunlicher Erfolg der alleinigen Misteltherapie festzustellen war.

Abbildung 49 zeigt den Verlauf bei einer 33-jährigen Patientin mit einem metastasierenden Ovarialkarzinom, wobei es 6 Monate nach Abschluss einer Therapie mit Taxol zu einem Rediziv im Bereich des Peritoneums und einer Aszitesbildung gekommen war. Der Tumormarker CA-125 war bei dieser Patientin massiv erhöht, er fiel bis auf Normwerte 9 Quartale nach Therapiebeginn ab. Der Interleukin-2-Rezeptor stieg von sehr schlechten Werten auf wunschgemäße Werte um 4000, die Aszitesmenge, die sonografisch abgeschätzt wurde, betrug ursprünglich über 5 l, sie konnte vollständig reduziert werden, auch im Douglas-Raum zeigt sich heute kein Aszites mehr.

Die Patientin hat bislang jetzt 9 Quartale diese Metastasierung überlebt mit einer sehr guten Prognose.

Abbildung 50 zeigt eine Patientin mit einer Brustkrebserkrankung. Sie wurde operiert, dabei wurden Lymphknotenmetastasen festgestellt. Ein Rezidiv im Bereich der Lymphknoten supraklavikulär wurde mit ISCADOR® Qu 5 mg spezial behandelt, nachdem auf ISCADOR® M 5 mg spezial keine ausreichende Immunantwort festzustellen war. Die Hormonrezeptoren bei dieser Patientin waren negativ gewesen, sodass eine antihormonelle Behandlung ausschied; eine Chemotherapie wurde von der Patientin, die postoperativ eine

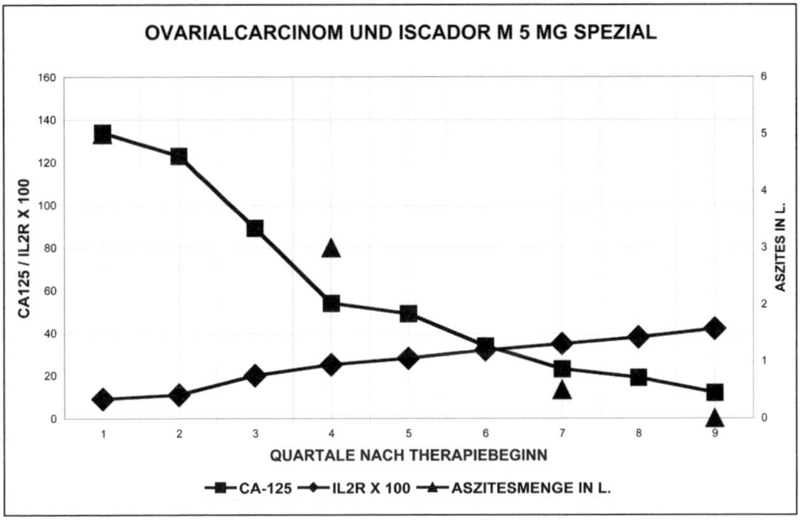

Abbildung 49

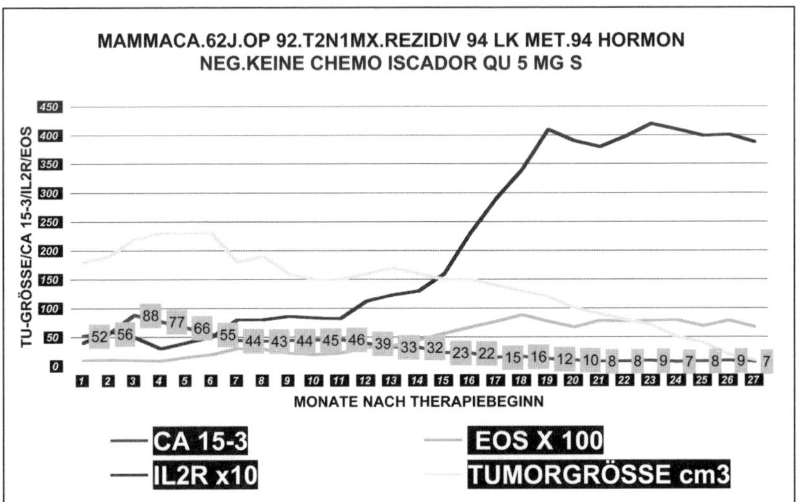

Abbildung 50

sechsmalige CMF-Chemotherapie durchgeführt hat, abgelehnt. Aus der Abbildung ist zu entnehmen, dass der Tumormarker CA 15-3 im Verlauf der Behandlung auf Normalwerte zurückging, der Interleukin-2-Rezeptor stieg von sehr schlechten Werten auf optimale Werte an, ebenfalls die eosinophilen Granulozyten konnten langfristig in den Normbereich hinein stimuliert werden. Die Tumorgröße in cm^3 zeigt eine über die ganze Zeit rückläufige Tendenz, zum heutigen Zeitpunkt (Mai 2000) sind keine Lymphknotenmetastasen mehr nachweisbar.

Abbildung 51 zeigt eine 56-jährige Patientin mit einem Kolonkarzinom, die in einem sehr schlechten Tumorstadium T4N2MX operiert wurde. Seit Januar 1998 stieg langsam der Tumormarker CEA auf Werte bis zuletzt 67 an, erst zu diesem Zeitpunkt konnte dann durch eine Computertomographie eine Lungenmetastase verifiziert werden. Eine Chemotherapie

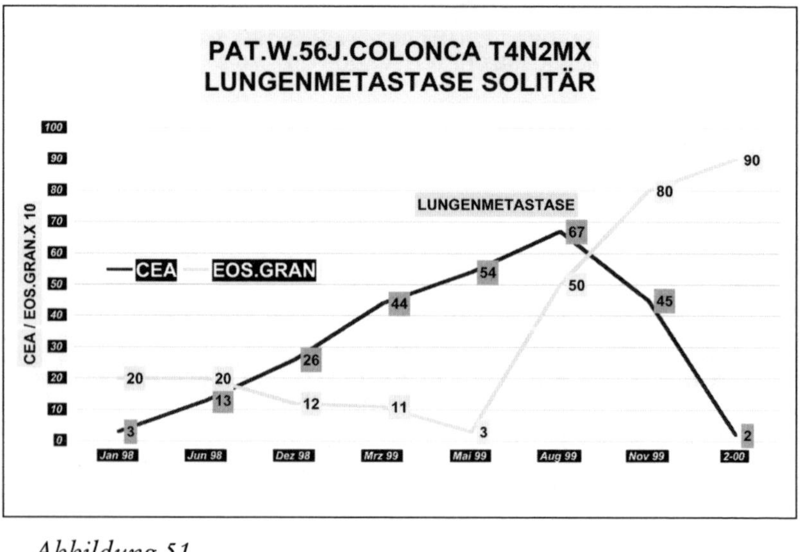

Abbildung 51

wurde von der Patientin abgelehnt, die durchgeführte Therapie mit ISCADOR® M 5 mg spezial führte zu einer völligen Rückbildung der Lungenmetastase mit einem Rückgang des Tumormarkers auf 2. Die eosinophilen Granulozyten, die wir hier als Immunmarker angeführt haben, waren zunächst retrospektiv gesehen rückläufig, während die Metastasierung ihren Lauf nahm. Im Mai 1999 wurde mit der ISCADOR®-spezial-Therapie begonnen, heute hat die Patientin sehr hohe Werte der eosinophilen Granulozyten und einen optimalen Tumorverlauf.

Bei allen diesen Patienten war primär nicht abzusehen, welchen Erfolg eine Misteltherapie haben könnte. Wir haben in jedem Fall mit den Patienten, die selber kampfbereit waren, mitgekämpft und gemeinsam diesen schönen Erfolg errungen.

Man sollte immer mit dem Patienten mitkämpfen. Natürlich gibt es auch viele Patienten, bei denen dieser Kampf verloren wird und nicht solche Tumorverläufe zu erzielen sind. Ob jedoch ein Erfolg eintreten wird oder nicht, kann erst nach einiger Zeit abgeschätzt werden, deswegen sollte man auch in einem metastasierenden Stadium nicht zu früh aufgeben.

Kombination mit komplementären Medikamenten

Generell muss bemerkt werden, dass viele Krebspatienten dazu tendieren, eine Vielzahl von Medikamenten, die zum Teil immunstimulierend sind, einzusetzen, besonders dann, wenn sie in einem metastasierenden Stadium sind.

Die Panik, die sich beim Patienten ausbreitet, führt dazu, dass rationale Überlegungen, zum Beispiel auch bezüglich der finanziellen Situation, keinerlei Rolle mehr spielen und ungeprüfte Therapieverfahren kritiklos angenommen werden.

Wir erleben es häufiger, dass Krebspatienten bei zwei bis drei verschiedenen Kollegen in Behandlung sind, vielleicht auch noch bei ein oder zwei Heilpraktikern. Jeder Therapeut bemüht sich um diesen Patienten; er versucht, mit der von ihm angewandten Methode, mit der er in der Vergangenheit Erfolg gehabt hat, auch diesem Patienten bezüglich seiner Tumorsituation zu helfen und seine Prognose zu verbessern.

Dem onkologisch verantwortlichen Arzt obliegt es, durch ein offenes Verhältnis zu seinen oft schwer erkrankten Patienten dafür zu sorgen, dass alle Medikamente, die in der Krebstherapie angewandt werden, offen auf den Tisch gelegt werden.

Wir handhaben es in der Praxis so, dass wir den Patienten erklären, dass sie nur über *ein* Immunsystem gegen Krebs verfügen. Sollte dieses Immunsystem zum Beispiel durch Mistelpräparate gut und nachhaltig stimuliert werden, würden sie von einer weiteren immunologischen Zusatztherapie nur eine Belastung des Geldbeutels haben. Wir bitten unsere Patienten deshalb darum, während der ersten sechs Wochen der Misteltherapie keine Zusatzmedikamente einzunehmen, um objektiv den Immunstatus prüfen zu können.

Zeigen sich auch nach drei Monaten keine ausreichenden immunstimulierenden Wirkungen der Misteltherapie, sind wir natürlich bereit, andere Therapieverfahren, wie sie auch unten beschrieben werden, hinzuzunehmen, um dem Patienten im Kampf gegen seine Krankheit weiter beizustehen.

Thymuspräparate

Die Kombination mit Thymuspräparaten selber ist problematisch, da bei einer ganzen Reihe von Patienten diese Thymuspräparate selbst zu einer Immunstimulation führen können. Zum anderen wirkt oft eine Thymustherapie bei Patienten, die sich in einer immunsuppressiven Situation befinden, zusätzlich immundepressiv.

Abbildung 52 zeigt zwei Patienten, die wir als »matched pairs« genommen haben, mit einem Mammakarzinom und Zustand nach Operation. Aufgelistet sind die Immunwerte der Natural-Killer-Zellen, der T8-Suppressorzellen und der T4-Helferzellen.

Es zeigt sich im Verlauf eines Jahres, dass unter der Thymustherapie die Natural-Killer-Zellen leicht ansteigen, die erhöhten T8-Suppressorzellen jedoch nicht reagieren und nur die T4-Helferzellen ansteigen. Unter der Misteltherapie zeigt sich ein sehr viel deutlicherer Anstieg der Natural-Killer-Zellen bei einem Abfall der T8-Suppressorzellen und einem deutlichen Anstieg der T4-Helferzellen.

Wir sind deshalb der Meinung, dass man zunächst als ersten Schritt die Misteltherapie einsetzen sollte.

Abbildung 53 zeigt zwei weitere Patientinnen unter einer CMF-Chemotherapie beim Mammakarzinom. Hier zeigt sich die Problematik der Thymustherapie, indem eher eine Lymphopenie erreicht wurde nach sechs Monaten im Vergleich zu einer Lymphozytose bei den Patienten unter einer ISCA-

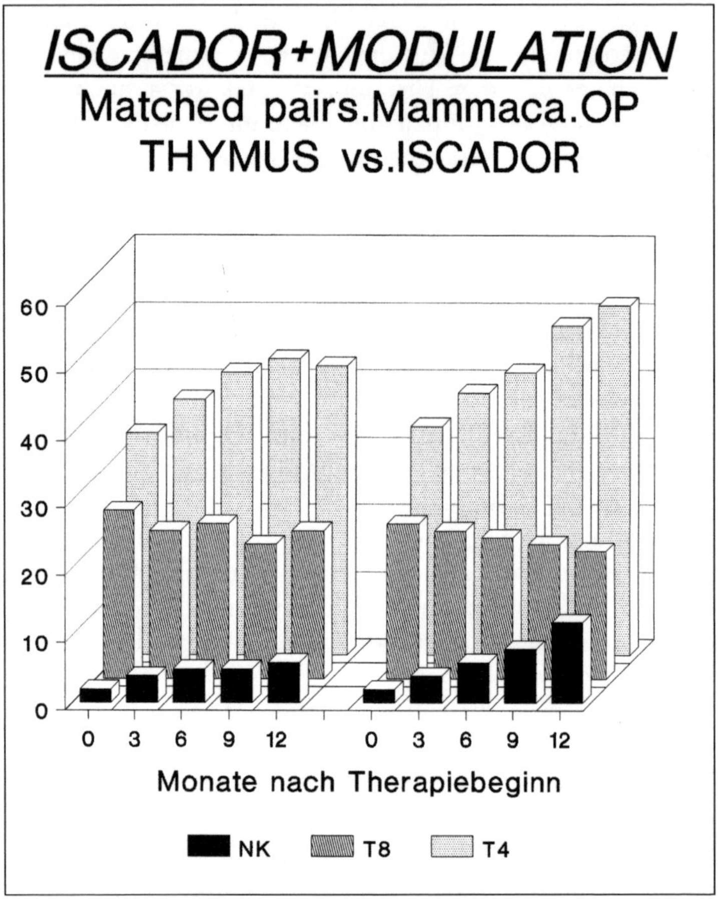

Abbildung 52

DOR®-spezial-Therapie. Auch hier steigen die Leukozyten bei beiden Therapien an, die wichtigere Untergruppe der Lymphozyten ist bei den Thymuspräparaten jedoch eher depressiv.

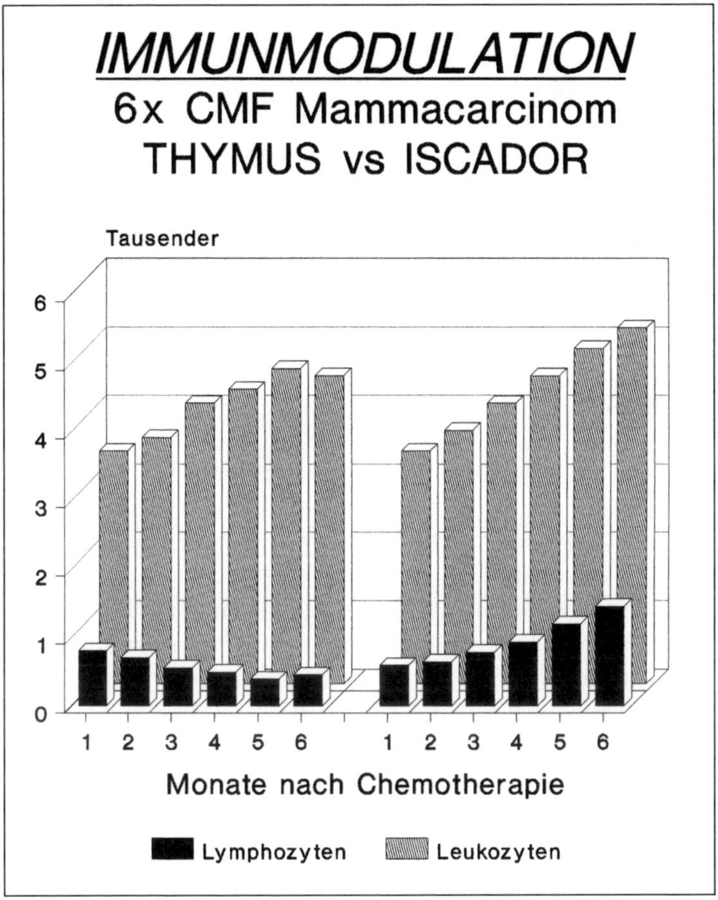

Abbildung 53

Selen

Durch viele Studien ist heute nachgewiesen, dass ein erniedrigter Selenspiegel mit einer Verschlechterung des Immunsystems einhergeht. Wir empfehlen deshalb, bei allen Tumorpatienten den Selenspiegel zu prüfen, bei einer Unterschreitung der Normwerte Selen zu substituieren, am besten (wie nachfolgend ausgeführt wird) mit dem Präparat Selenium ACE®. Dieses enthält die Tagesdosis Selen neben den Vitaminen A, C und E.

Vor einer kritiklosen Selengabe ist zu warnen, da nur ungefähr 30% aller Krebspatienten unter Selenmangel leiden und eine Selen-Überdosierung sicher so schädlich ist wie eine Unterdosierung. Wir bestimmen deshalb den Selenspiegel in Abständen der Nachsorge.

Vitamine

Die Stellungnahmen zu der Vitamintherapie bei metastasierenden oder überhaupt nach der Operation von Karzinomen könnten allein ein Buch füllen. Wir geben jedoch zu bedenken, dass heute bereits Untersuchungen existieren, zum Beispiel beim Bronchialkarzinom, die anzeigen, dass eine Überdosierung von Vitaminen die Prognose von Patienten auch verschlechtern kann.

Dies hängt sicher damit zusammen, dass Vitamine zusammen mit anderen Stoffen zu den so genannten »Radikalfängern« gehören. Diese Radikalfänger blockieren die so genannten freien Radikale im Organismus, die insbesondere unter Chemotherapie und Bestrahlung massiv vermehrt gebildet werden und für aggressive Schäden im Organismus verantwortlich sind.

Es macht deshalb Sinn, während solcher Therapien hochdosierte Vitamine zu geben, viele Krebspatienten sind jedoch auch nach Abschluss der Chemotherapie oder der Bestrahlung nicht davon abzubringen, die Vitamindosierung entsprechend zu reduzieren.

Bei einigen unserer Patienten haben wir auf deren Wunsch hin einen Vitaminstatus erhoben, in der Regel zeigte sich eine massivste Überdosierung der Vitaminpräparate. Vergleicht man dies mit den heute durchgeführten Studien über die Prognose bei überhöhten Radikalfängern, ist vor einer kritiklosen Anwendung von Vitaminen zu warnen.

Auch hier hat sich bei uns das Präparat Selenium ACE® bewährt, da für die Vitamine A, C und E auch schulmedinisch nachgewiesen ist, dass hier ein tumorprotektiver Effekt entsteht.

Wir empfehlen den Patienten darüber hinaus, den weiteren Vitaminbedarf über eine spezielle Ernährung zu decken, die viel wichtiger ist als die Einnahme von immer mehr Medikamenten.

Bezüglich der Ernährung, auf die nur ganz kurz eingegangen werden kann, muss gesagt werden, dass der Patient eine neue Sensibilität dafür entwickeln muss, was ihm tatsächlich gut tut. Betrachten wir die heutige Ernährungsweise, müssen wir feststellen, dass gerade diese Sensibilität bei vielen Menschen verloren gegangen ist. Viele Menschen bemerken nicht mehr, dass ihnen bestimmte Ernährungsweisen, wie zum Beispiel »Fast Food«, Rauchen, übermäßiger Alkoholkonsum etc., nicht gut tun.

In dieser Hinsicht muss diese Sensibilität neu geschult werden. Dabei ist darauf zu achten, dass nicht eine Starre im Bereich der Ernährung eintritt, sondern dass die Lebensfreude mit im Vordergrund stehen muss. Ein Pfeffersteak mit Freunden in einer fröhlichen Atmosphäre zusammen mit zwei Glas Rotwein genossen kann mehr immunstimulierend sein als ein Vollkornbratling, der widerwillig mit Mineralwasser hinuntergespült wird!

Echinaceapräparate und Immunstimulantien

Der Einsatz von anderen Immunstimulantien wie Thymuspräparaten (siehe oben), aber auch jeglicher anderer Genese, zum Beispiel wie Eleutherococcus bedarf jeweils der immunologischen Überprüfung, ob es nicht zu einer Überstimulation kommt.

Untersuchungen haben gezeigt, dass bei den Echinaceapräparaten bei lang dauernder Anwendung die Gefahr besteht, dass zu viel Interleukin-6 gebildet wird, dass gerade hier keine immunmodulierende Wirkung eintritt und dass bei einer Therapie über sechs Wochen hinaus gleichzeitig die Allergierate deutlich zunimmt.

Wir empfehlen deshalb unseren Patienten nur kurzfristige Einnahme von Echinaceapräparaten, bei kurzem und gezieltem Einsatz kann man hier sehr gute Ergebnisse erzielen. Vor einer lang dauernden Einnahme sei gewarnt.

Ozontherapie

Die Ozontherapie, wie sie seit Jahrzehnten besteht, kann bezüglich immunologischer Faktoren mit Erfolgen aufwarten. Was von vielen Therapeuten übersehen wird, ist, dass hohe Ozonkonzentrationen zu einer Immundepression führen. Es sei deshalb vor einer gleichzeitigen Ozontherapie gewarnt, wenn die Konzentration sehr hoch gewählt wird.

Behandlung von Leib, Seele und Geist im Sinne der anthroposophisch erweiterten Therapie

Wie aus dem allgemeinen Vorwort zu dieser Buchreihe hervorgeht, betrachtet die anthroposopisch erweiterte Medizin den Patienten nicht nur bezüglich seines physischen Leibes, sondern versucht, Leib, Seele und Geist als eine Einheit zu sehen und auch Therapie für Seele und Geist anzubieten.

Gerade bei unseren Krebspatienten ist zu erleben, wie nicht nur der physische Leib von der Krebserkrankung betroffen wird, sondern wie auch seelische und geistige Funktionen bei den Patienten brach liegen, massiv reduziert sind und einer therapeutischen Anregung bedürfen.

Wir haben in unserer Praxis in vielen Fällen gesehen, wie wertvoll für unsere Krebspatienten die gleichzeitige Behandlung im Sinne der künstlerischen Therapie ist und wie viele Patienten bei einer Befragung tatsächlich angeben, dass sie für sich selber einen Benefit durch diese künstlerische Therapie gehabt haben.

Heileurythmie

Die Heileurythmie wurde von Rudolf Steiner in die medizinische Therapie eingeführt. Es handelt sich um eine Bewegungstherapie, die in Zusammenarbeit eines anthroposophischen Arztes mit einer diplomierten Heileurythmistin ausgeübt wird.

Es gibt überall niedergelassene Heileurythmisten, die in eigener Praxis diese Therapie ausüben.

Krebspatienten erleben in der Heileurythmie, dass sie die Möglichkeit haben, aktiv etwas zu ihrem Heilungsprozess beizutragen und nicht passiv der Krankheit ausgeliefert zu sein. Schon dies führt unmittelbar zu einer Verbesserung des Befindens.

Was sich durch das heileurythmische Üben organisch verändert, ist für den Patienten nicht unmittelbar festzustellen, weil es sich um einen langfristigen therapeutischen Prozess handelt, bei dem das erkrankte Organ im Sinne einer Wiederherstellung der Organfunktion und der Organgestalt therapiert werden soll.

Insbesondere das Fatigue-Syndrom, wie wir es oben beschrieben haben, kann durch heileurythmische Übungen reduziert werden.

Desgleichen sehen wir bei vielen Krebspatienten durch die Starre der Erkrankung selber, aber auch durch die die Starre auslösenden schulmedizinischen Krebstherapien, dass die Heileurythmie diese Starre lösen kann und dass die Patienten sehr deutlich verspüren, dass die Verbesserung der eigenen Aktivität wieder Zuversicht und Kraft geben kann, auch Mut, weiter gegen die Krebskrankheit zu kämpfen.

Die Heileurythmie kann die Verbesserung der Lymphstauungen bewirken, eine Linderung von Schmerzen erreichen und die inneren Aufrichtekräfte, die bei den meisten Krebspatienten vermindert sind, deutlich verstärken.

Diese Kunsttherapie ist für viele Menschen heute eine ungewöhnliche neue Art, mit Bewegung umzugehen. Sie kann die Wahrnehmung vermitteln, dass man in sich Kräfte und Fähigkeiten trägt, die sonst nicht zum Bewusstsein kommen.

Auch das seelische Erleben des Menschen richtet sich ganz nach den objektiven Gesetzen der Sprache, die dann in der Bewegungsgestaltung ausgedrückt werden kann.

Musiktherapie

Auch die Musiktherapie führt zu einer Verbesserung seelischer und geistiger Funktionen des Patienten. Viele Patienten werden durch musiktherapeutische Anwendungen aus ihrer Starre gelöst, sie erleben einen neuen Rhythmus in ihrem weiteren Leben bezüglich einer Vielzahl von rhythmischen Vorgängen, die durch die Krebskrankheit gestört werden können. Wir verweisen hierbei auf die Literatur.

Verwiesen sei hier auch auf die kinematischen Untersuchungen von Hanns Jenny, der gezeigt hat, welche Strukturen im Organischen durch bestimmte Töne von einer Disharmonie in eine Harmonie übergeführt werden können. Als Bild liefert dies ein Verständnis für mögliche Wirkungen der Musiktherapie.

Maltherapie und Plastizieren

Viele Patienten erleben in der Maltherapie zunächst, wie düster und dunkel sich die Krebskrankheit in ihrer Seele ausgebreitet hat. Spezielle Techniken der Maltherapie und des Plastizierens führen dazu, dass seelische und geistige Anregungen für den Patienten so stark werden können, dass sie bis hin in Tumorvorgänge hinein wirken können.

So werden wir zum Beispiel eine Krebspatientin nicht vergessen, die unter einer analen Blutung durch ein inoperables Karzinom litt und diese Blutung immer durch eine spezielle Schraffurtechnik stoppen konnte, während sie bei Wasserfarbenmalen immer neue Blutungen hatte.

Wichtig ist es auch, Bilder mit den Patienten gemeinsam durchzusprechen, weil viele Ängste und Nöte der Patienten aus diesen Bildern entnommen werden können. So malen zum Beispiel die meisten Mammakarzinom-Patientinnen, die einseitig amputiert sind, Baumgestalten nur halbseitig oder einseitig deformiert und drücken so ihre Hilflosigkeit bezüglich der Veränderung ihrer äußeren Gestalt aus. Dies muss man als Hilfeschrei verstehen.

Meditative Techniken

Meditative Techniken haben sich in unserer Praxis sehr bewährt, wir werden in einem der nächsten Bände dieser Reihe speziell darauf eingehen.

Hier seien nur zwei meditative Techniken vorgestellt, die Selbstregulation nach Grossarth-Maticek und die Therapie nach Simonton.

Die Selbstregulation nach Grossarth-Maticek:

Professor Ronald Grossarth-Maticek hat in Untersuchungen nachgewiesen, dass die Selbstregulation des Patienten seine Prognose auch bezüglich seiner Krebserkrankung verbessern kann (s. Literaturverzeichnis).

Die Erfahrung aus prospektiven Studien zeigt, dass mit steigendem Grad der Selbstregulation auch der Prozentsatz der gesund gebliebenen Personen ansteigt unter den Patienten, die kein Rezidiv erleiden.

So wird auch der Krankheitsverlauf bei Krebserkrankungen durch die Fähigkeit zur Selbstregulation beeinflusst.

Als Selbstregulation bezeichnet Professor Grossarth-Maticek die Fähigkeit der Patienten, zu kämpfen und nicht willenslos der Krebskrankheit zuzusehen. Durch verschiedene Fragen wird der Grad der Selbstregulation ermittelt; für mich sind schlechte Grade der Selbstregulation ein Hilferuf des Patienten, hier in psychoonkologischer Hinsicht zu helfen.

Wir drucken diesen Fragebogen in der Folge ab:

	sehr schwach (1)	schwach (2)	mittelmäßig, eher schwach (3)	mittelmäßig, eher stark (4)	stark (5)	sehr stark (6)	Punktzahl
1. Durch mein Verhalten erreiche ich regelmäßig solche Zustände und Situationen, die mich positiv anregen und für das Leben motivieren. Wie stark ist diese Fähigkeit bei Ihnen ausgeprägt?							
2. Ich verstehe es immer wieder, meine gefühlsmäßig wichtigsten Wünsche zu verwirklichen und meine bedeutendsten Bedürfnisse zu befriedigen. Wie stark ist diese Fähigkeit bei Ihnen ausgeprägt?							
3. Wenn ich mich mal nicht wohl fühle, verstehe ich es immer, durch mein Verhalten für mich positive Situationen und Zustände zu erreichen, die mein Wohlbefinden wiederherstellen. Wie stark ist diese Fähigkeit bei Ihnen ausgeprägt?							
4. Wenn mir eine Situation, eine Gruppe von Menschen oder eine Person nicht gut tut, entwickle ich so lange unterschiedliche Aktivitäten, bis ich die Zustände zu meiner Zufriedenheit verändert habe. Wie stark ist diese Fähigkeit bei Ihnen ausgeprägt?							
5. Ich verstehe es immer wieder, unterschiedliche Bereiche in meinem Leben (z.B. Arbeit, Erholung, Privates, Hobbys, Ernährung, Bewegung, Partnerbeziehung usw.) für mich optimal zu vereinbaren, sodass daraus lang anhaltendes Wohlbefinden entsteht. Wie stark ist diese Fähigkeit bei Ihnen ausgeprägt?							
		Punktzahl Frage 1–5					

	sehr schwach (1)	schwach (2)	mittelmäßig, eher schwach (3)	mittelmäßig, eher stark (4)	stark (5)	sehr stark (6)	Punktzahl
6. Wenn ich mich in einer Situation bedroht fühle, verhalte ich mich letztlich immer so, dass ich aus dieser wieder heil herauskomme. Wie stark ist diese Fähigkeit bei Ihnen ausgeprägt?							
7. Durch mein Verhalten erreiche ich immer wieder meine wichtigsten Ziele. Wie stark ist diese Fähigkeit bei Ihnen ausgeprägt?							
8. Durch mein Verhalten erreiche ich immer wieder Situationen und Zustände, die meine ganz persönlichen Wünsche und Bedürfnisse optimal anregen und befriedigen, sodass Zufriedenheit und Wohlbefinden entstehen. Wie stark ist diese Fähigkeit bei Ihnen ausgeprägt?							
9. Wenn mein Verhalten zu einem Misserfolg führt, ist dies nie ein Grund zur Resignation, sondern Anlass zur Verhaltensänderung. Wie stark richten Sie Ihr Verhalten an dieser Annahme aus?							
10. Ich bin immer wieder fähig, neue Gesichtspunkte und Verhaltensweisen zu finden, die eine überraschende und angenehme Problemlösung ermöglichen. Wie stark ist diese Fähigkeit bei Ihnen ausgeprägt?							
Punktzahl Frage 6–10							

	sehr schwach (1)	schwach (2)	mittelmäßig, eher schwach (3)	mittelmäßig, eher stark (4)	stark (5)	sehr stark (6)	Punktzahl
11. Ich bin in der Lage, mein Verhalten entsprechend den eingetretenen Folgen zu verändern, das heißt, ich kann Verhalten abbauen, das anhaltend unangenehme Folgen hat, und ich kann solches aufbauen, das langfristig angenehme Folgen hat. Wie stark ist diese Fähigkeit bei Ihnen ausgeprägt?							
12. Wenn mein Verhalten nicht zum erwünschten Erfolg führt, bin ich fähig, neue Verhaltensweisen zu erfinden und zu erproben. Wie stark ist diese Fähigkeit bei Ihnen ausgeprägt?							
13. Durch mein Verhalten erreiche ich zu wichtigen Bezugspersonen sowohl die gewünschte Nähe als auch den notwendigen Abstand. Wie stark ist diese Fähigkeit bei Ihnen ausgeprägt?							
14. Durch meine tägliche Aktivität löse ich bei mir immer wieder innere Zufriedenheit aus. Wie stark ist diese Fähigkeit bei Ihnen ausgeprägt?							
15. Durch meine tägliche Aktivität erreiche ich immer wieder seelisches und körperliches Wohlbefinden. Wie stark trifft diese Aussage auf Sie zu?							
16. Durch mein Verhalten erreiche ich immer wieder Situationen, die bei mir lustvolle Erlebnisse hervorrufen. Wie stark trifft diese Aussage auf Sie zu?							
				Punktzahl Frage 10–16			

Auswertung:
Die Punktzahlen werden addiert und durch 16 dividiert. Je höher die Punktzahl, desto ausgeprägter ist die Selbstregulation.

5 bis 6 Punkte:	sehr gute Selbstregulation
4 bis 5 Punkte:	gute Selbstregulation
3,5 bis 4 Punkte:	befriedigende Selbstregulation
2 bis 3,5 Punkte:	eher schlechte Selbstregulation
1 bis 2 Punkte:	sehr schlechte Selbstregulation

Ihr Ergebnis:
Punktzahl (Frage 1– 5) ....
Punktzahl (Frage 6–10) ....
Punktzahl (Frage 11–16) ....

Gesamtpunktzahl .... : 16 = ...

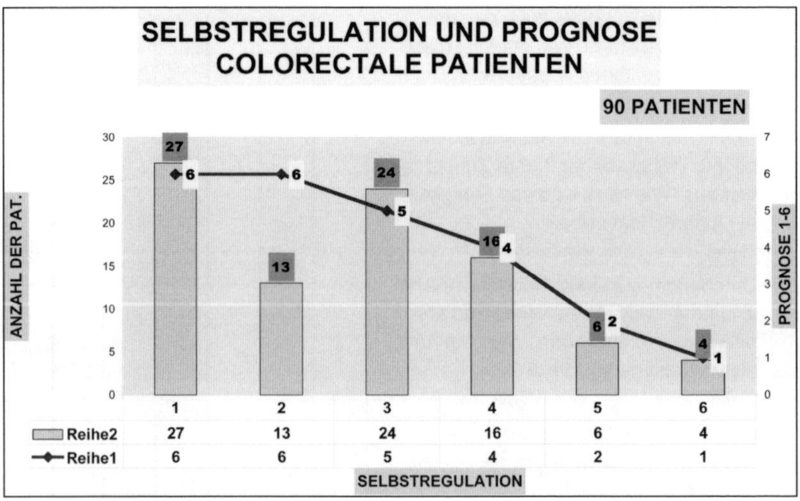

Abbildung 54

Abbildung 54 zeigt eine Beobachtung aus unserer Praxis bei Patienten mit kolorektalen Karzinomen. Man sieht deutlich, dass 27 Patienten mit einer schlechten Selbstregulation (1) eine Prognose von 6 = sehr schlecht hatten. 4 Patienten mit einer sehr guten Selbstregulation hatten die beste Prognose; es sind dies Patienten, die trotz eines großflächigen Lymphknotenbefalls bislang keine Metastasierung gezeigt haben.

So kann man leicht in der Praxis die Prognose der Patienten nachprüfen.

Therapie nach Simonton

Die Visualisierungsübungen nach Simonton haben sich in unserer Praxis zusätzlich zur ISCADOR®-Therapie sehr gut bewährt. Auch hierbei sei auf unsere nächsten Bücher verwiesen.

In einer Praxisbeobachtung bei 20 Patientinnen mit einem metastasierenden Mammakarzinom wurden erstaunliche Ergebnisse erzielt. Wir verglichen die Überlebenszeit dieser Patientinnen in einem, wie gesagt, metastasierenden Stadium sowohl mit den letzten 20 Patienten, die bei uns zur Behandlung kamen, ohne dass sie die Möglichkeit aufnahmen, an Kursen zur Visualisierung nach Simonton teilzunehmen, und verglichen beide Ergebnisse mit Zahlen aus der Literatur.

Im Durchschnitt kann man sagen, dass sich die Überlebenszeiten dieser Patienten nach einer durchgemachten Simonton-Therapie und bei Patienten, die regelmäßig weiter diese Simonton-Therapie durchführten, um mindestens 8 Monate im Durchschnitt verbesssert hatten, auch bezüglich der Ergebnisse der Literatur konnte zusätzlich zum ISCADOR®-Erfolg eine Verbesserung erzielt werden. Wir werden diese Studie gesondert vorstellen.

Zusammenfassung der Praxisbeobachtung

Krebstherapie

Im Folgenden wollen wir die in unserer Praxis durchgeführte Beobachtung unserer Patienten unter den ISCADOR®-Spezialpräparaten vorstellen, weiterhin wollen wir einen Ausblick geben auf eine weitere Erkrankung, die mit ISCADOR® spezial therapiert werden kann, nämlich den Helicobacter pylori-Befall des Magens.

Zu der Praxisbeobachtung muss gesagt werden, dass es sich hier um die therapeutischen Erfahrungen niedergelassener Ärzte handelt; es handelt sich um eine retrospektive Praxisbeobachtung, um unsere Ergebnisse einschätzen zu können.

Im Sinne der »evidence based medicine« ist mir die Erfahrung und der »Augenschein«, den wir in der Praxis haben, viel wichtiger als prospektiv randomisierte Studien.

Wir sind auch der festen Überzeugung, dass der Arzt bezüglich der durchgeführten Therapie auf den Patienten wirkt, und wir möchten weder den Glauben des Patienten an die Therapie noch an einen Arzt durch Studien wegrationalisieren lassen.

Abbildung 55 zeigt eine Aufstellung der 109 Patienten, bei denen wir ISCADOR® M / Qu 5 mg spezial angewandt haben. Es handelt sich um Patienten in allen Tumorstadien, wobei 2 Patienten schon im Tumorstadium T1N0 eine Lebermetastasierung hatten.

Abbildung 56 listet den therapeutischen Erfolg auf. Immerhin bei 67 Patienten wurde ein immunologischer Erfolg erzielt, bei 89 Patienten konnte eine Lebensqualitätsverbesserung erreicht werden. Dies zeigt auch, dass die Lebensqualitätsverbesserung nicht immer etwas mit dem Immunsystem zu tun hat.

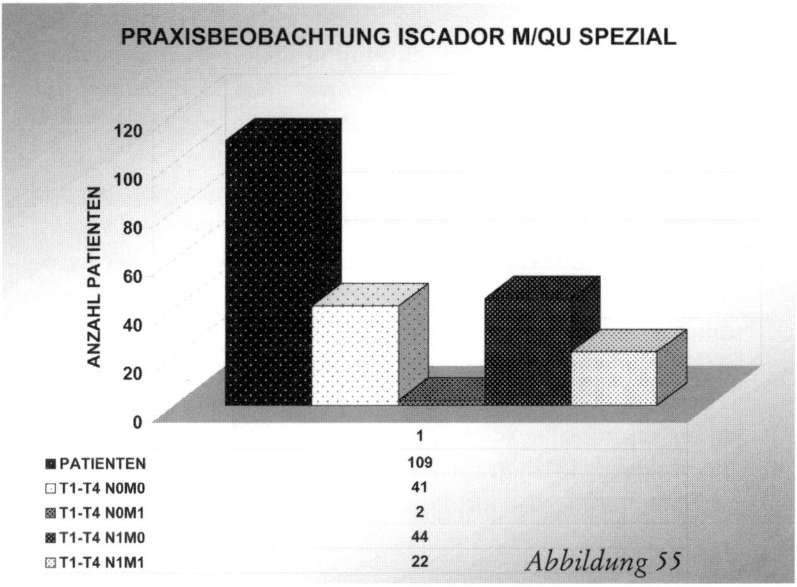

Abbildung 55

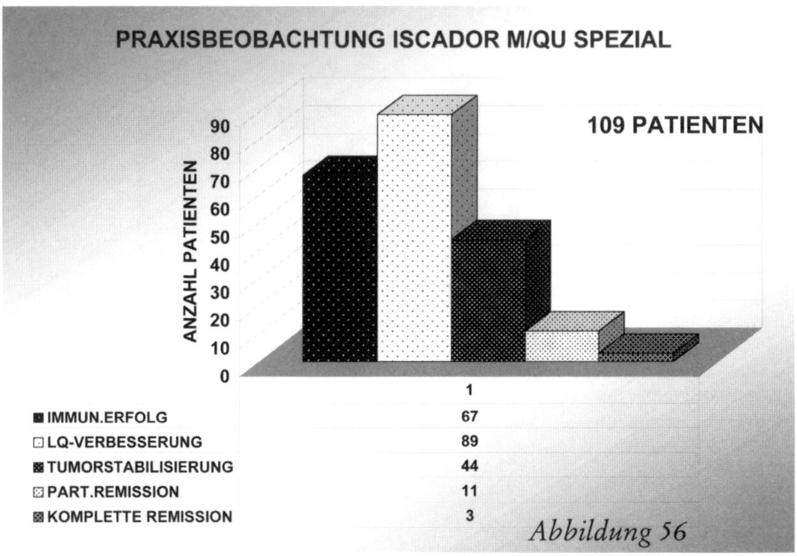

Abbildung 56

Bei 44 Patienten konnte der Tumor stabilisiert werden, das heißt, es gab keine Tumorrückbildung, aber über eine erstaunlich lange Zeit auch keine Progredienz. Bei 11 Patienten trat eine partielle Remission, bei 3 Patienten eine komplette Remission ein.

Abbildung 57 differenziert bezüglich des immunologischen Erfolges die Ergebnisse. Bei allen Patienten konnte ein Anstieg der Leukozyten erreicht werden, bei 56 ein Anstieg der Lymphozyten; bei 45 Patienten außerdem ein Anstieg der eosinophilen Granulozyten, der insbesondere bei den Patienten zu verzeichnen war, die eine sehr gute Prognose hatten.

Bei 55 der 67 Patienten konnte der Interleukin-2-Rezeptor auf ein immunologisch adäquates Maß angehoben werden.

Abbildung 58 zeigt die Lebensqualitätsverbesserung unserer Patienten. Immerhin konnte bei 55 von 89 Patienten, die

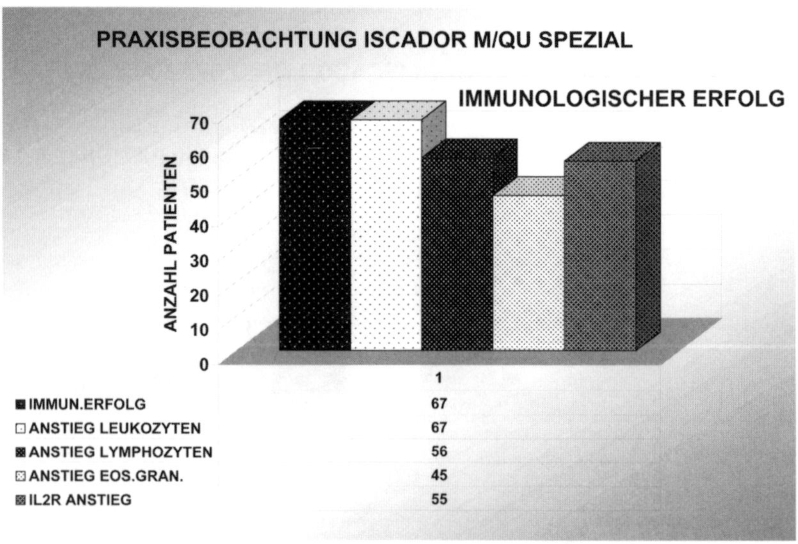

Abbildung 57

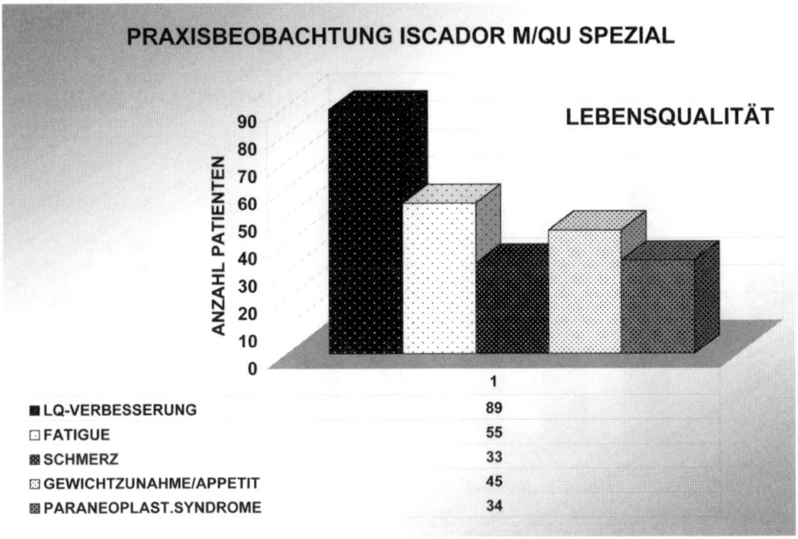

Abbildung 58

von einer Lebensqualitätsverbesserung sprachen, das Fatigue-Syndrom stark reduziert werden, 33 berichteten über eine deutliche Verbesserung bezüglich ihrer Schmerzen, 45 Patienten zeigten eine Gewichtszunahme und eine Appetitssteigerung, weil natürlich eine Aszitesbildung bei der Gewichtszunahme ausgeschlossen wurde. Bei 34 Patienten bestand die Lebensqualitätsverbesserung in einer Abnahme von bestehenden paraneoplastischen Syndromen.

Bezüglich der Tumorstabilisierung sei auf Abbildung 59 und 60 verwiesen. Abbildung 59 zeigt die Anzahl der Patienten, die über 24 Monate beobachtet wurden, wobei nach 24 Monaten immer noch 18 Patienten in einer Plateauphase waren. Vergleicht man dies (Abbildung 60) mit der Erwartung bezüglich der Tumorsituation, sieht man, dass die Patienten unter der Therapie die Erwartung deutlich übertroffen hatten.

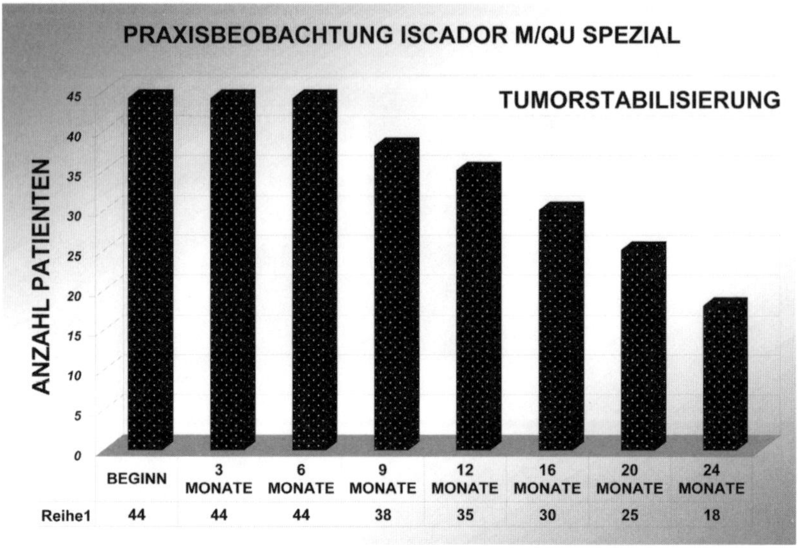

Abbildung 59

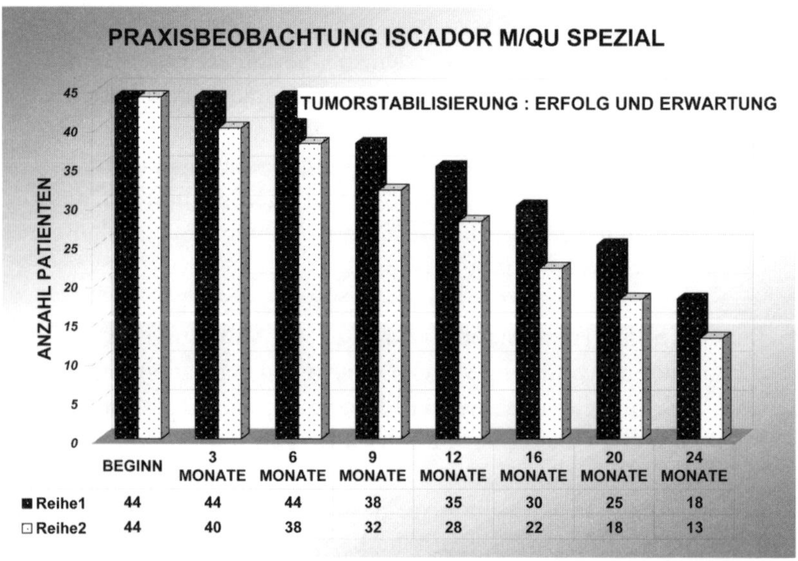

Abbildung 60

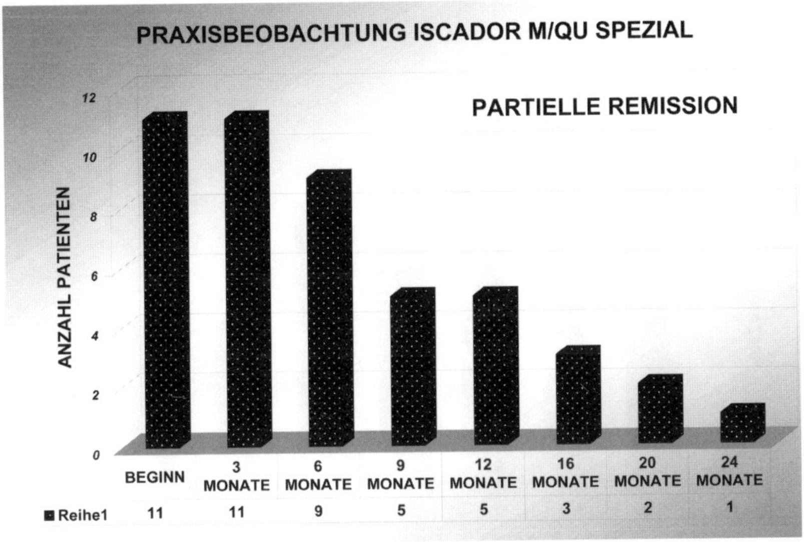

Abbildung 61

Abbildung 61 zeigt bei 11 Patienten den Verlauf der partiellen Remission, der doch bei einer ganzen Reihe von Patienten über Monate hinweg festzustellen war.

Abbildung 62 zeigt dann die drei Patienten mit einer kompletten Remission, die für immerhin sechs Monate bei allen drei Patienten, für zwölf Monate bei zwei Patienten und für je zwei Jahre bei einem Patienten festzustellen war.

Insgesamt sehen wir eine äußerst positive Wirkung der ISCADOR® Qu / M 5 mg spezial-Therapie mit Erfolgen, die zu weiteren Untersuchungen motivieren.

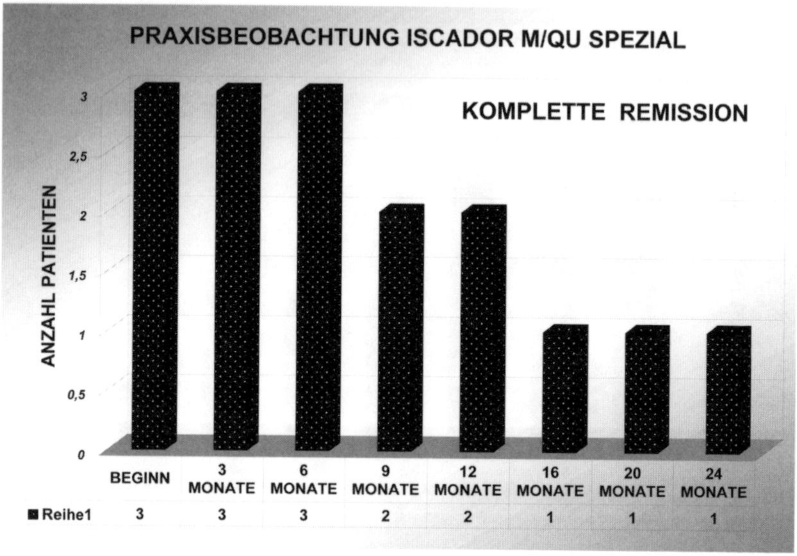

Abbildung 62

Therapie bei Helicobacter pylori-Befall

Kurz erwähnt sei eine Pilotstudie, die wir in der Praxis durchgeführt haben beim Helicobacter-Befall des Magens. Wir sind auf die Idee gekommen, auch Krankheiten aus diesem Bereich genauso wie Krankheiten der Umweltmedizin immer dann mit einer ISCADOR®-Therapie zu behandeln, wenn fehlgeleitete Immunreaktionen zur Erkrankung führen können.

Abbildung 63 zeigt verschiedene Immunreaktionen, die bei der Einnistung des Helicobacter pylori eine Rolle spielen. Wir müssen generell davon ausgehen, dass 80% der Bevölkerung von diesem Magenkeim durchseucht sind, dass aber nur 1% an Helicobacter-Folgeerkrankungen erkrankt.

Immunreaktionen bei der Einnistung des Helicobacter pylori :

- ICAM 1
- IL2R
- T4/T8-Zellen
- Lymphozyten

Abbildung 63

Sowohl der ICAM 1 als auch der Interleukin-2-Rezeptor als auch die Regulation der T4-/T8-Zellen als auch der Lymphozyten spielen eine Rolle bei der Einnistung des Helicobacter pylori in die Magenschleimhaut bzw. bei der Abwehr dieser Einnistung.

Ein fehlgeleitetes Immunsystem führt dazu, dass der Keim sich im Magen entsprechend festsetzen kann.

Abbildung 64 zeigt, dass eine Infektion mit dem Helicobacter-Keim eine Erkrankung des ganzen Menschen ist, da eine Vielzahl von Folgeerkrankungen beim Helicobacter-Befall auftreten können, die von der Refluxerkrankung bis hin zu Autoimmunerkrankungen reichen.

Abbildung 65 zeigt das Auseinanderklaffen zwischen Wunsch und Wirklichkeit bezüglich der so genannten Eradikationsstudien. Wir können heute unter einer Vielzahl von Eradikationsstudien und Behandlungsprogrammen wählen, in den Studien sind die Erfolge immer sehr gut und liegen bei 90 bis 95% Eradikation. In der Praxis müssen wir jedoch feststellen, dass

Mögliche Folgeerkrankungen beiHelicobacter pylori Befall undTriple –Therapie

- RFLUXKRANKHEIT
- ADENOCA DES ÖSOPHAGUS
- KREBSERKRANKUNG allgemein
- HERPESINFEKTION
- HERPES ZOSTER
- MIGRÄNE
- SJÖGREN – SYNDROM
- MULTIPLE SKLEROSE
- CHRONISCHE URTICARIA
- AKUTE PORPHYRIE
- LUPUS ERYTHEMATODES
- AUTOIMMUNERKRANKUNGEN

Abbildung 64

wir allenfalls Eradikationsraten von 50 bis 55% erreichen. Dies hängt sicher auch mit der Compliance der Patienten außerhalb klinischer Studien zusammen, die nicht bereit sind, zwei Antibiotika, die zum Teil schlecht verträglich sind, zusammen mit einem Protonenpumpenhemmer einzunehmen

Wir haben in unserer Praxis 25 Patienten mit diesen Eradikationstherapien schulmedizinischer Art behandelt im Vergleich mit 25 Patienten unter einer Therapie mit ISCADOR®

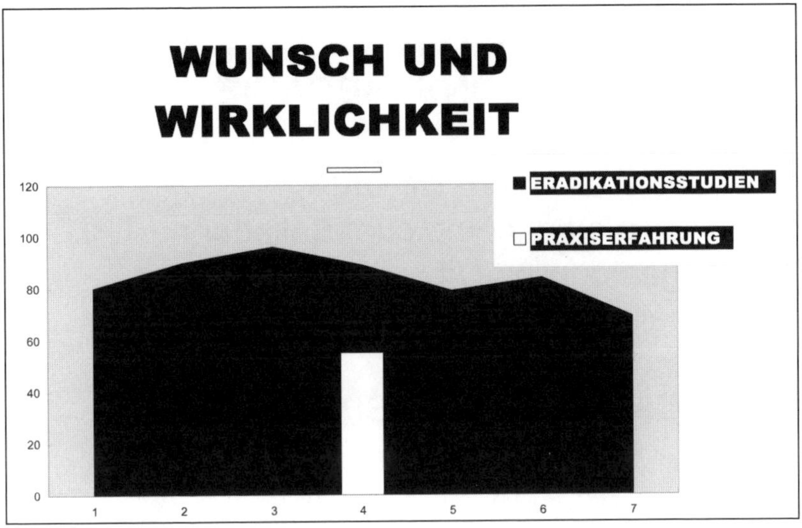

Abbildung 65

Qu 5 mg spezial zweimal wöchentlich, wie aus der Abbildung 66 zu entnehmen ist.

Gleichzeitig wurde den Patienten Geum urbanum D4 3 x 20 Tropfen verabreicht. Es handelt sich hierbei um ein Medikament, das die Verdauung im Bereich des Magens erleichtern soll. Weiterhin wurde eine Säuresekretionshemmung mit dem Präparat Pulvis stomachicus comp. cum Belladonna D10 durchgeführt. Dieses Präparat wird als Pulver in einer Dosierung von 3 x 2 Messerspitzen angewandt. Digestodoron DIL regt die Peristaltik des Magens in der Weise an, dass der saure Magensaft in den oberen Dünndarm abgegeben wird. Zur weiteren Erleichterung der Verdauung wurden Chelidonium Curcuma-Kapseln 3 x 1 Kapsel vor den Mahlzeiten gegeben, zur Abwehr von Fremdorganismen im Organismus das homöopathische Präparat Mercurius vivus naturalis D6 3 x 2 Tabletten täglich.

HELICOBACTER ERADIKATIONSTHERAPIE

Geum urbanum D4 DIL
Pulvis stom.comp.cum Belladonna TRIT
Digestodoron DIL
Chelidonium Curcuma KPS
Merc.viv.nat.D6 TBL
ISCADOR QU 5mg SPEZIAL 2x wöch

Alle WELEDA

Abbildung 66

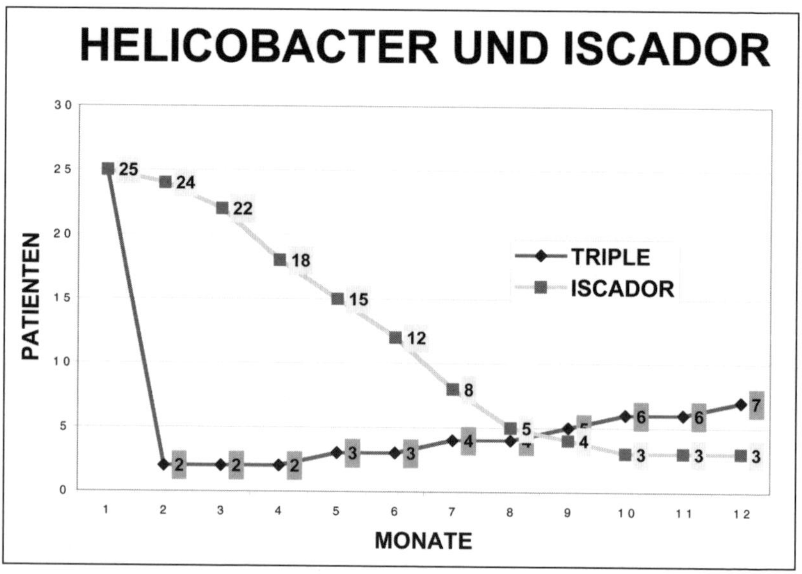

Abbildung 67

Abbildung 67 zeigt unsere Ergebnisse, wobei natürlich die Triple-Therapie als normale Eradikationstherapie relativ rasch wirkt, jedoch im Verlauf von 12 Monaten bei 7 der 25 Patienten ein Rezidiv zeigt. Die Therapie mit alleiniger ISCADOR® Qu 5 mg spezial-Therapie in Kombination mit Zusatzpräparaten zeigt einen langsamen Rückgang des Helicobacter-Befalls, sodass nach 11 Monaten bis auf 3 Patienten alle Patienten eine Eradikation zeigten, ein Rückfall ist bislang nicht aufgetreten. Nicht alle Patienten haben aber auf die Therapie angesprochen.

Glossar

Aszites:	Bauchwassersucht; Ansammlung von Flüssigkeit in der freien Bauchhöhle
dendritisch:	verzweigt, verästelt
dilative Kardiomyopathie:	krankhafte Erweiterung des Herzmuskels
Endorphine:	im Körper selbst entstehende Opiat-Analoga
Enteritis:	akute bis subakute Darmentzündung; Darmkatarrh
Enzyme:	in der lebenden Zelle gebildete organische Verbindungen, die den Stoffwechsel des Organismus steuern
eosinophil:	mit Eosin (rotem Farbstoff) gefärbte weiße Blutkörperchen
Erythrozyten:	rote Blutkörperchen
Eradikations-therapie:	Kombination zweier Antibiotika und eines Säureblockers, um den Magenkeim Helicopter auszulöschen
Flavonoide:	gelbe Pflanzenpigmente, werden mehr zu den Vitaminen gezählt (veraltete Bezeichnung Vitamin P)
Granulozyten:	eine Art der weißen Blutkörperchen
Hämagglutination:	Verklumpung von Erythrozyten; als direkte H. durch spezifisch gegen Oberflächenantigene der Erythrozyten gerichtete Antikörper oder als indirekte (passive) H. nach Beladung von Erythrozyten mit einem Antigen durch spezifisch ge-

	gen das entsprechende Antigen gerichtete Antikörper
Helicobacter pylori:	Bactericum im Magen, verantwortlich für z.B. Magengeschwüre
Hyperthyreose:	Überfunktion der Schilddrüse
Hypoplasie:	anlagebedingte morphologische Unterentwicklung; die Organanlage ist vorhanden, aber nicht voll entwickelt
Interleukine:	Signalsubstanzen der Immunregulation
intrakranielle:	im Schädel bestehende Druckerhöhung
Joshida-Sarkomzellen:	Tumorzellart, an der in-vitro-Versuche zur Krebstherapie vorgenommen werden
Killerzellen:	sensibilisierte T-Lymphozyten; scheiden bei Anwesenheit von Zellen, die Fremdantigene enthalten (z.B. Transplantationszellen, Tumorzellen), zellvergiftende Substanzen aus
Kolonkarzinom:	Dickdarmkrebs
Leukopenie:	Verminderung der Gesamtleukozytenzahl
Leukozyten:	weiße Blutkörperchen. Einteilung in Granulozyten (60–70%), Lymphozyten (20–30%) und Monozyten (2–6% der Blutleukozyten)
Lymphom:	klin. Sammelbezeichnung für ursächlich unterschiedliche Lymphknotenvergrößerungen Makrophagen: große → Phagozyten
Mitogene:	Substanzen, die Zellteilung bewirken
Morbus Hodgkin:	malignes (bösartiges) Lymphom, das wahrscheinlich von den Lymphknoten ausgeht; bösartige Erkrankung des Blutsystems
Neoplasma:	Neubildung von Gewebe in Form einer bösartigen Geschwulst

Non-Hodgkin-Lymphom:	bösartiges Lymphom
Ovarialkarzinom:	Eierstockkrebs
Pankreaskarzinom:	Bauchspeicheldrüsenkrebs
Peritoneum:	Bauchfell
Phagozyten:	Esszellen, Fresszellen, frei im Blut oder in den Geweben vorkommende Zellen (weiße Blutkörperchen), die eingedrungene Fremdstoffe, besonders Bakterien, aufnehmen, durch → Enzyme auflösen und unschädlich machen können. Je nach Entstehungsort, Vorkommen und Aufgaben gibt es u.a. Histiozyten, Monozyten, Makrophagen, Mikrophagen
Phytotherapie:	Heilbehandlung mit pflanzlichen Substanzen
Plasmozytom:	multiples Myelom, Kahlersche Krankheit; vom Knochenmark ausgehende Krebsgeschwulst
Proliferation:	Wucherung
Pruritus:	Hautjucken
Pylorus:	Pförtner; Magenausgang
Quincke-Ödem:	plötzlich auf der Hauf auftretende und auch wieder verschwindende Schwellung. Auf Fingerdruck entsteht im Bereich der Schwellung eine Delle
Suppressorzellen:	Subklasse der T-Lymphozyten
subkutan:	unter die Haut
T-Helferzellen:	sind für die Regulierung der Immunantwort bedeutsam
T-Lymphozyten:	Thymus-abhängige Lymphozyten, kurz t-Zellen
Thymozyten:	Bezeichnung für im Thymus vorkommende, von pluipotenten Stammzellen des Knochenmarks

	abstammende lymphoide Zellen, die sich unter dem Einfluss von Thymusfaktoren zu T-Lymphozyten differenzieren
Thymusdrüse:	hinter dem Brustbein gelegenes, drüsenartiges Gebilde, das sich nach dem Kindesalter zurückbildet (im Erwachsenenalter hinter dem Brustbein gelegener Fettkörper)
Vomitis:	Erbrechen
Zervixkarzinom:	Gebärmutterhalskrebs
Zytostatika:	Substanzen, die das Wachstum bösartiger Geschwülste hemmen, aber auch gesunde Zellen in gewissem Ausmaß schädigen können. Ziel ist dabei, die Zellteilung zu verhindern
zytotoxisch:	zellvergiftend, zellschädigend

Verzeichnis anthroposophischer Kliniken

Bundesrepublik Deutschland

Friedrich Husemann-Klinik
D – 79256 Buchenbach bei Freiburg (Brsg.)
Klinik für Psychiatrie, Psychosomatik und Neurologie
Tel. 0 76 61 / 39 20
Fax: 0 76 61 / 392-107

Filderklinik
Gemeinnütziges Gemeinschaftskrankenhaus
Im Haberschlai 7
D – 70794 Filderstadt
Tel. 0711 / 77 03-1
Fax: 0711 / 77 03-303
Abteilungen: Innere Medizin / Gynäkologie und Geburtshilfe/ Kinderheilkunde / Chirurgie / Anästhesie und Röntgen / Psychosomatische Medizin und künstlerische Therapie (bereichsübergreifende Betreuung aller dafür in Frage kommenden Patienten des Hauses).

Gemeinnütziges Gemeinschaftskrankenhaus Herdecke
Beckweg 4
D – 58313 Herdecke / Ruhr
Tel. 0 23 30 / 6 21
Fax: 0 23 30 / 62-39 95
Abteilungen: Innere Medizin / Gynäkologie und Geburtshilfe/ Kinderheilkunde / Chirurgie / (Allgemein-, Unfall-, Neuro-, Rheuma-Chirurgie) Neurologie / Psychiatrie / Kinderpsychiatrie / Röntgen, Anästhesie und Elektrophysiologie

Gemeinschaftskrankenhaus Havelhöhe
Klinik für anthroposophisch erweiterte Heilkunst
Kladower Damm 221
D – 14089 Berlin
Tel. 0 30 / 3 65 01-0
Abteilungen: Allgemeine Innere Medizin, Gastroenterologie, Cardiopulmologie, Chirurgie, Anästhesie, Neurologie, (in Planung: HNO, Gynäkologie, Geburtshilfe)

Klinik Öschelbronn
Am Eichhof
D – 75223 Niefern-Öschelbronn
Tel. 0 72 33 / 6 80
Fax: 0 72 33 / 68-110
Krankenhaus für innere Medizin mit Schwerpunkt Krebstherapie

Paracelsus-Kankenhaus
Burghaldenweg 60
D – 75378 Bad Liebenzell-Unterlengenhardt
Tel. 0 70 52 / 9 25-0
Fax: 0 70 52 / 9 25-215
Klinik für innere Medizin und Allgemeinmedizin

Krankenhaus Rissen
Sektion Anthroposophisch Ergänzte Medizin
in der medizinischen Abteilung B
Chefärzte: Prof. Dr. med. Volker Fintelmann, Dr. med. Jörn Klasen
Suurheid 20
D – 22557 Hamburg
Tel. 0 40 / 81 91-564
Fax: 0 40 / 81 91-456

Klinik Lahnhöhe
Überregionales Zentrum für Ganzheitsmedizin
Am Kurpark 1
D – 56112 Lahnstein
Tel. 0 26 21 / 91 50
Fax: 0 26 21 / 915-335

im Kreiskrankenhaus Heidenheim:
Homöopathische Abteilung für innere und Allgemeinmedizin
Leitung: Dr. med. Maria Kusserow
Schlosshausstr. 100
D – 89522 Heidenheim
Tel. 0 73 21 / 33-25 02

im Kreiskrankenhaus Germersheim:
Abteilung für anthroposophisch erweiterte Gynäkologie und Geburtsmedizin
Chefarzt: Dr. F. H. Hemmerich
An Fronte Karl 2
D – 76726 Germersheim/Rhein
Tel. 0 72 74 / 504-261
Fax: 0 72 74 / 504-113

Schweiz:

Ita Wegmann-Klinik
Pfeffinger Weg 1
CH – 4144 Arlesheim
Tel. 00 41 / 61 / 705 71 11

Lukas-Klinik
Brachmattstr. 19
CH – 4144 Arlesheim
Tel. 00 41 / 61 / 701 33 33
Fax: 00 41 / 61 / 701 82 17

Paracelsus-Spital Richterswil
Bergstr. 16
CH – 8805 Richterswil
Chirurgie; Innere Medizin; Gynäkologie und Geburtshilfe
Tel. 00 41 / 01 / 787 21 21
Fax: 00 41 / 01 / 787 23 51

England:

Park Attwood Clinic
Trimpley, Bewdley
Worcs. DY12 1 RE
England
Tel. 00 44 / 299 861-444
Fax: 00 44 / 299 861-375

Holland:

Bernard Lievegoed Klinik
Prof. Bronkhorstlaan 10
NL-3723 MB Bilthoven
Tel. 00 31 / 30 / 25 55 55
Fax: 00 31 / 30 / 28 30 96
Anthroposophisch Psychiatrische Klinik

Schweden:

Vidarkliniken
ett. antroposofiskt sjukhus
S-15300 Järna RE
Tel. 00 46 / 7 55 / 5 05 10

Brasilien:

Vivenda Sant'Anna
Clinica Medica Antroposofica
Rua Hermann Toledo 407
Bairro Sant'Anna – Cidade Universitária
Juiz de Fora – Minas Gerais
Tel. 00 55 / 211 / 20 32

Anthroposophisch orientierte Sanatorien

Sanatorium Sonneneck
Kanderner Str. 18
D – 79410 Badenweiler
Tel. 0 76 32 / 75 20

Ärztl. Leitung: Dr. med. Christian Dickreiter

Heilanzeigen:
- Erkrankungen und Unfallfolgen an Wirbelsäule, Gelenken, Muskeln und Nerven
- Herz- und Kreislauferkrankungen, Zustand nach Schlaganfall
- Psychovegetative Regulationsstörungen
- Erschöpfungszustände nach Operationen und schweren Krankheiten
- Stoffwechselstörungen
- Erkrankungen der Verdauungsorgane (Magen, Darm, Leber, Galle, Pankreas)
- Tumorerkrankungen

ausgenommen sind ansteckende und psychiatrische Erkrankungen

beihilfefähig
vegetarische Ernährung
auch Mutter/Kind-Kuren

Sanatorium Schloss Hamborn
D – 33178 Borchen über Paderborn
Tel. 0 52 51 / 3 88 6 0

Ärztl. Leitung: Dr. med. Michael Boock

Heilanzeigen:
- Der Indikationsbereich umfasst alle Formen der inneren Erkrankungen im Zustand der Kurfähigkeit

ausgenommen sind ansteckende und psychiatrische Erkrankungen

Erstattungsfähig / BfA

Kurhaus am Stalten
Sanatorium für Allgemeinmedizin
D – 79585 Steinen
Tel. 0 76 29 / 471
Ärztl. Leitung: Dr. med. Jürg Fels

Schweiz:

Casa di Cura Andrea Cristoforo
Kur- und Erholungsheim
Via Collinetta 25
Tessin
CH – 6612 Ascona-Collina

Italien:

Albergo Italia
Gestione fam. Gianordoli
Vetriolo Terme
Trento / Italien
Tel. 04 61 / 714 14

Casa di Salute Raphael
Palace Hotel
I – 38050 Roncegno (TN)
Tel. 04 61 / 76 40 12 oder 76 40 24

Österreich:

Diät- und Kneipp-Sanatorium
Dr. Felbermayer
A – 6794 Gaschurn / Montafon
Tel. 00 43 / 55 58 / 8 61 70

Gesellschaft Anthroposophischer Ärzte in Deutschland e.V.
Roggenstr. 82
70794 Filderstadt
Tel. 07 11 / 779 97 11

Verein für ein erweitertes Heilwesen e.V.
Johannes-Kepler-Str. 56/58
75374 Bad Liebenzell-Unterlengenhardt
Tel. 07052 / 20 34/ 20 35 / 25 67
Fax: 0 70 52 / 41 07

Verein für Krebsforschung Stuttgart e.V.
Trossingerstr. 55
70619 Stuttgart
Fax: 07 11 / 4 78 03 27

Der Verein für Krebsforschung e.V. Arlesheim/Schweiz und Stuttgart

Im Jahr 1935 wurde der Verein für Krebsforschung Arlesheim gegründet, um die vielfältigen Anregungen Rudolf Steiners zur Mistelverarbeitung und zur Krebstherapie mit der Mistel gezielt nachgehen zu können.

Im Jahr 1949 wurde das Institut Hiscia gebaut, um eine Möglichkeit zu schaffen, die Forschungs- und Entwicklungsarbeiten konzentriert durchführen zu können.

Heute sind in der Hiscia ca. 50 Mitarbeiter tätig, darunter Ärzte, Biochemiker, Biologen, Chemiker und Physiker. Die Hauptaufgaben sind Forschung und Weiterentwicklung der ISCADOR®-Präparate und deren Untersuchung bezüglich der chemischen Zusammensetzung und der biologischen Wirksamkeit.

Der Verein für Krebsforschung betreibt die Lukasklinik in Arlesheim. Seit 35 Jahren werden in dieser Spezialklinik für Tumorerkrankungen Patienten therapiert, vornehmlich mit dem Mistelpräparat ISCADOR®.

In der Lukasklinik werden die Patienten im Sinne der anthroposophisch erweiterten Medizin behandelt, sodass nicht nur die körperliche, sondern auch die seelisch-geistige Situation des kranken Menschen berücksichtigt wird.

Die auch über moderne diagnostische Einrichtungen verfügende Klinik hat zur Zeit 46 Betten.

Der Verein für Krebsforschung Stuttgart wurde 1958 gegründet. Er hat die gleiche Zielsetzung wie sein Schwesterverein in der Schweiz, mit der besonderen Aufgabe jedoch, die Misteltherapie bezüglich ihrer praktischen Anwendung und auch der klinischen Forschung in Deutschland weiter voranzutreiben. Dazu gehört, Patienten über die Möglichkeiten der Misteltherapie aufzuklären und Ärzte in der Anwendung der Misteltherapie zu schulen. Seit 1984 ist Dr. med. Richard Wagner Vorsitzender dieses Vereines.

Danksagung

Der Dank gilt zunächst meiner Familie, die immer wieder auf meine Anwesenheit verzichten musste, da Therapien oder Auswertungen, wie sie in diesem Buch niedergelegt sind, ausgearbeitet werden mussten.

Ein besonderer Dank geht an die Lektorin des Verlages Urachhaus, Frau Roswitha von dem Borne, für ihre optimale Betreuung, die sich jetzt in langjähriger Zusammenarbeit bewährt hat. Dies gilt sowohl für das Lektorat und die Erstellung des Glossars als auch für ihre ständige Ermunterung, weitere Themen der Krebserkrankung zu bearbeiten. Ebenso danke ich Frau Elisabeth Koester für die ausgezeichnete Schreibarbeit des Manuskriptes.

Weiterhin gilt mein Dank dem Verlag für die Herstellung und die Betreuung.

Besonders herzlich denke ich an all die Patienten, deren Krankengeschichten zum Teil in diesem Buch verzeichnet sind und die durch ihre Mitarbeit und durch ihren Kampf gegen die Krebskrankheit mit zum Erfolg der Therapie beigetragen haben.

Literaturverzeichnis

Biermann, C.: »Was schränkt die Lebensqualität am meisten ein?«, in: *Focus Onkologie* 3/2000, S. 42 f.

Bopp, A.: *Die Mistel,* Rowohlt Taschenbuch Verlag, Hamburg, 1999.

Bornkessel (???), B.: »Tumoroxygenierung – ein neuer Impuls für die Krebstherapie?«, in: Fortbildungsveranstaltung der Universität Heidelberg 22.1.2000, *Medizin Forum* Nr. 156, 5/2000.

Breitenbach, Th.: »Fortschritte in der Transplantationsimmunologie«, in: *innovartis* 4/1998, S. 5–14.

Büssing, A.: *Übersicht über die biologischen Wirkungen der Mistel,* Vortrag Med. Woche Baden-Baden 1.11.1998.

von Cane, H.B. und Fischer, S.: »Anti-Mistellektin-1-Antikörper während der Misteltherapie«, in: *Erfahrungsheilkunde* 6/1998, S. 373 ff.

Christophers, E. et al.: »Elementa Allergolocia«, in: *Medic Service,* München 1990.

Dostel, U. et al.: *Immunmonitoring und additive Immuntherapie,* Hippokrates Verlag, Stuttgart 1990.

Fischer, S.: *Stimulation der Immunabwehr durch Mistelinhaltsstoffe,* Hippokrates Verlag, Stuttgart 1996.

Gorter, R.: *Iscador®. Mistelpräparate aus der anthroposophisch erweiterten Krebsbehandlung,* Verlag für Ganzheitsmedizin, Basel 1998.

Grossarth-Maticek, R.: *Prospektive Interventions-Studie,* Heidelberg [Publikation im Druck].

– *Systemische Epidemiologie und präventive Verhaltensmedizin chronischer Erkrankungen,* de Gruyter Verlag, Berlin/New York 1999.

Hager, E.D.: *Komplementäre Onkologie,* Forum Medizin Verlagsgesellschaft 1996.

Haijto, T. et al.: »Antitumorale Aktivität des immunmodulatorisch wirkenden Mistellektins bei der klinischen Anwendung von Mistelextrakten (Iscador®)«, in: *Onkologie* 23. Jg., 1 (1991), S. 1 ff.

Heiligtag, H.-R.: *Krebs,* Falken Bücherei 1990.

– *Krebs besser verstehen,* Aethera / Verlag Freies Geistesleben, Stuttgart 1999.

Heusser, P.: *Akademische Forschung in der Anthroposophischen Medizin,* Peter Lang Verlag, Bern 1999.

Hoffmann, G.: »Kritische Analyse der Bewertung der Mistel- und einer isolierten Lektin-Therapie in der heutigen Medizin«, in: *Comed* Nr. 4, 1999, S. 3 ff.

Hostanska, K. und Kovacs, E.: »Improvement of DNA Repair in Leukocytes of Breast Cancer Patients Treated with Iscador®«, in: *Eur. J. Cancer,* Vol. 27, No. 12, S. 1167 f., 1991.

ISCADOR®-Information 1996, Heft 4, Wagner, R.: *Iscador® M 5 mg Spezial / Iscador® Qu 5 mg Spezial,* Verein für Krebsforschung, Arlesheim.

Laschker, W.P. et al.: *Psychoimmunologie,* Georg Thieme Verlag, Stuttgart 1990.

Lenartz, D. et al.: »Cytotoxic acitivity of the galactoside-specific lectru from mistletoe an anaplastic gliome cell spheroids and cells cultures«, in: *Z. Onkol. / J. of oncol.* 29, 1 (1997.

Lewis, C.E.: *The psychoimmunology of cancer,* Oxford University Press 1994.

Luther, P.: *Lektin und Toxin der Mistel,* Akademie Verlag, Berlin 1982.

Malfertheiner, P.: *Helicobacter pylori,* Georg Thieme Verlag, Stuttgart 1996.

Milleck, J.: *Immunologische Abwehr und Krebs,* Edition Medizin, Basel 1994.

Neue Perspektiven für die Tumortherapie mit Erythropoetin. Symposium in Karlsruhe 7.11.1999, Beilage in *Der Onkologe,* Band 6, Heft 4, April 2000.

Plappert, U. et al.: »Der Comet Assay – ein neuer Indikatortest zum Nachweis genotoxischer Beanspruchung«, in: *Arbeitsmedizin, Sozialmedizin, Umweltmedizin,* 30. Jg., Heft 2, S. 60–65, 1995.

Roith, I.M. et al.: *Kurzes Lehrbuch der Immunologie,* Georg Thieme Verlag, Stuttgart 1995.

Rudolph, H.: »Mistel-Therapie heißt, dem Leben mehr Qualität zu geben«, in: *Ärztezeitung* Jg. 19, Nr. 300, S. 22 ff.

Rüdiger, H.; Gabius, S.; Gabius, H..-J.: »Neues aus der Lectinologie«, in: *Deutsche Apotheker Zeitung,* 140. Jg. Nr. 17, S. 41 ff.

Rüther, U. et al.: *Paraneoplastic Syndromes,* Karger 1998.

Schedlowski, M.: *Stress, Hormone und zelluläre Immunfunktionen,* Spektrum Verlag, Heidelberg 1993.
– *Psychoneuroimmunologie,* Spektrum Verlag, Heidelberg 1996.
Scheer, R. et al.: *Grundlagen der Misteltherapie,* Hippokrates Verlag Stuttgart 1996.
Schmidt, K.H. et al.: *Immunologie in der Praxis,* Hippokrates Verlag, Stuttgart 1993.
Sommer, M. und Goldner, G.: »Die Mistel und ihre Wirtsbäume«, in: *Der Merkurstab* Heft 1, 2000, 53. Jg., S. 29 ff.
Stein, G. und Berg, P.: »Evaluation of the Stimulatory Acitivity of the Germented Mistletoe Lectrin-1 Free Misteltoe Extract on T-Helper-Cells and Monocytes in Healthy Individuals in vitro«, in: *Arzneimittel-Forsch. / Drug Re.* 46 (1), S. 635–639, 1996.
Steinbach, F. et al.: »Dendritische Zellen – Wächter des Immunsystems«, in: *Target Forum* 2/98, S. 5 ff., Agamede Verlag, Köln.
Steinkeller, W. et al.: *Krebstherapie in der Praxis,* Hippokrates Verlag, Stuttgart 1998.
Steinmann, R.M.: »The dendritic cellsystem and ist role in immungen«, in: *Rev. Immunology* 9, S. 271–296, 1991.
– »The endocytic activity of dendritic cells«, in: *J. Exp. Med.* 182, S. 283–288, 1995.
Stierlin, H. und Grossarth-Maticek, R.: *Krebsrisiken – Überlebenschancen,* Carl-Auer-System Verlag 1998.
Stoss, M. und Gorter, R.: »Moderne Misteltherapie in der Onkologie«, in: *Pharmarundschau* 8/98, S. 32 ff.
Untch, M.: »Anämiestatus und die Lebensqualität bei Tumorpatienten«, in: *Argumente + Fakten* 1/2000 S. 4.
Vaupel, P. et al.: *Tumor Hypoxia,* Wissenschaftliche Verlagsgesellschaft, Stuttgart 1999.
Verein für Krebsforschung Arlesheim: *Richtlinien für die Iscador®-Behandlung in der Malignomtherapie.*
Wagener, Ch.: *Molekulare Onkologie,* Thieme Verlag, Stuttgart 1999.
Wagner, R.: *Immunologie und Krebskrankheit,* Beiträge zur Krebstherapie Band I, Urachhaus 1993.
– *Praktische Prüfungsmethoden zur Beurteilung der Misteltherapie,* Beiträge zur Krebstherapie Band II, Urachhaus 1994.
– *Krebs. 160 Fragen und Antworten zur Therapie mit Iscador®,* Beiträge zur Krebstherapie Band III, Urachhaus 1996.

– *Brustkrebs und Iscador®*, Beiträge zur Krebstherapie Band IV, Urachhaus 1996.

Zielinski, Ch. et al.: *Onkologie heute. Colorectales Carcinom*, Springer, Wien / New York 1999.